## In der täglichen Praxis

findet der Arzt häufig erhöhte Harnsäurespiegel im Blut. Dieser Befund stellt akut keine Gefahr für den Patienten dar. Die erhöhten Werte können jedoch Vorboten eines dann plötzlich auftretenden schmerzhaften Gichtanfalles sein. Langfristig kann ein erhöhter Harnsäurespiegel zur Ausfällung von Harnsäurekristallen führen: im Gelenkknorpel mit nachfolgender Zerstörung der Gelenkfläche, in den Nieren mit Steinbildung, aber auch generell in Gefäßen. Diese möglichen Folgen eines erhöhten Harnsäurespiegels und damit einer Gicht zeigen, daß eine Normalisierung dieses Wertes ein wirklich wichtiges Ziel ist. Wenn die Gicht nicht auf einer Erkrankung beruht, die medikamentös behandelt werden muß, oder eventuell nicht selbst Folge einer Medikamententherapie ist, sollte ein erhöhter Harnsäurespiegel durch eine purinarme Diät wieder gesenkt werden. Mit dem vorliegenden Ratgeber wird Ihnen eine Ernährungsweise vorgestellt, die Ihnen eventuell eine medikamentöse Gichttherapie erspart, jedenfalls aber die Risiken eines erhöhten Harnsäurespiegels nimmt – und das ganz ohne Einschränkung für die Lebensqualität! Eine gezielte Auswahl und die delikate Zubereitung der Lebensmittel machen dies möglich.

Dr. med. Norbert Gretz

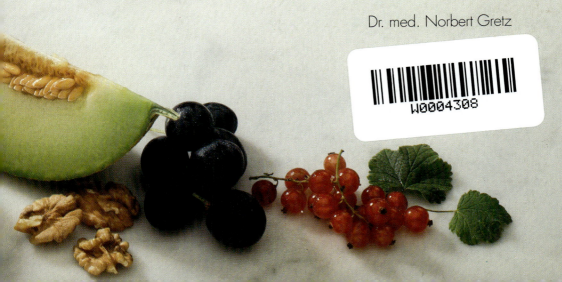

# INHALT

- 3 **Medizinische Einführung**
- 6 **Gesund genießen**
- 10 **Küchenpraxis**
- 12 **Tagespläne, Snacks, Getränke**

## 14 Feines fürs Frühstück

- 14 Würzige Eier im Glas
- 14 Beeren-Quark-Zwieback
- 16 Frischkorn-Müsli
- 16 Hirse-Müsli mit Pfirsichjoghurt
- 17 Früchte-Müsli
- 18 Schichtkäse-Brötchen
- 18 Chicorée-Käse-Omelette
- 20 Melonen-Milch-Drink
- 20 Avocado-Milchshake
- 20 Süßer Möhrenquark

## 22 Ideal zum Mitnehmen

- 22 Reis-Paprika-Salat
- 22 Eier-Oliven-Sandwich
- 24 Petersilien-Tomaten-Brötchen
- 24 Avocado-Puten-Brote
- 25 Wirsing-Käse-Pastetchen
- 26 Asiatischer Nudelsalat
- 28 Zucchinitörtchen
- 28 Gemüse-Kräuter-Salat

## 30 Leichte Vorspeisen

- 30 Zucchini-Paprika-Rohkost
- 30 Kartoffel-Cremesuppe
- 32 Scharfe Spätzlesuppe
- 32 Käsesoufflé
- 33 Eisbergsalat mit Nußsauce
- 34 Gemüsesuppe mit Gerstenrauten
- 35 Möhrenplätzchen mit Kressecreme
- 36 Suppe von roten Beten
- 36 Bunter Salat mit Eierstich

## 38 Abwechslungsreiche Hauptgerichte

- 38 Knoblauch-Kräuter-Kartoffeln
- 38 Auberginen auf Tomatencreme
- 39 Püree-Eier-Gratin
- 40 Zucchininudeln
- 40 Spargel mit Avocado-Mandel-Ei
- 42 Gemüse-Cannelloni
- 44 Chinapfanne
- 45 Sellerie-Reis-Puffer
- 46 Ratatouille aus dem Tontopf
- 46 Rinderbraten mit Zwiebeln
- 48 Pikanter Quarkschmarren
- 49 Wirsingröllchen mit Curry
- 50 Käseklöße auf Gemüseragout
- 52 Möhren-Reis
- 52 Broccoli-Blumenkohl-Gratin
- 53 Grillteller

## 54 Verlockende Desserts

- 54 Tee-Trauben-Gelee
- 54 Fruchtsalat mit Joghurtdressing
- 56 Mokkaschaum mit Birnen
- 56 Minzcreme mit Ananas
- 58 Beeren-Marzipan-Tarte
- 60 Grapefruit-Ingwer-Sorbet
- 60 Mandelreis auf Mangopüree
- 61 Kefir-Pflaumen-Pastete
- 61 Kirschen mit Quarknocken

- 62 **Rezept- und Sachregister**
- 64 **Wichtiger Hinweis**

## Abkürzungen bei den Nährwertangaben

- kJ Kilojoule
- kcal Kilokalorien
- EW Eiweiß
- F Fett
- KH Kohlenhydrate

## Richtige Ernährung hilft

Ihr Arzt stellt bei einer Routineuntersuchung fest, daß die Harnsäurekonzentration in Ihrem Blut zu hoch ist. Schlimmer noch – Sie haben Schmerzen durch Gelenkentzündungen: Ihr Körper weist Sie auf zu viel Harnsäure im Blut hin. Spätestens ein akuter, schmerzhafter Gichtanfall, hervorgerufen beispielsweise durch ein üppiges Mahl oder starken Alkoholkonsum, läßt sich nicht mehr beiseite schieben. Sie wollen und müssen Ihre Harnsäurekonzentration im Blut senken. Ihr Arzt wird Ihnen wahrscheinlich Medikamente verschreiben. Sie können aber selbst aktiv an Ihrer Gesundung mitwirken: Sie sollten Ihre Ernährung ändern und weniger Purine aufnehmen. Es gilt heute als sicher, daß eine geringere Purinaufnahme mit den täglichen Speisen und Getränken die gewünschte Senkung des Harnsäurespiegels im Blut bewirkt. Somit können Sie mit einer purinarmen Ernährung auch schmerzhaften Gichterkrankungen vorbeugen.

## Was ist Gicht?

Gicht ist eine Störung des Harnsäurestoffwechsels, die mit einer Ablagerung von Harnsäure in verschiedenen Geweben und Organen einhergeht. Diese Ablagerungen führen nun ihrerseits zu akuten oder chronischen Schädigungen und Problemen, zum Beispiel zu Gichtanfall, Gelenkzerstörungen und Gichtniere. Eine Gicht kann lange Zeit unerkannt bestehen, ohne daß Beschwerden aufgetreten sind. Diese stummen Formen können jedoch jederzeit in einen akuten Gichtanfall münden, oder haben unbemerkt schon zu chronischen Schädigungen geführt.

## Vorkommen der Gicht

Etwa 20 % aller Erwachsenen in den westlichen Industriestaaten, so schätzt man, haben erhöhte Harnsäurespiegel. Davon weisen lediglich 5–10 % Zeichen einer Gicht auf. Männer sind häufiger betroffen als Frauen. Das Geschlechtsverhältnis beträgt etwa 7–10 zu 1.

## Formen der Gicht

Man kann zwischen einer erblichen und einer nicht-erblichen Form der Gicht unterscheiden. Ob bei Vererbung jedoch wirklich eine Gicht auftritt, hängt stark von der Ernährung ab, das heißt, zum Beispiel von einer hohen Purinzufuhr oder starkem Alkoholkonsum. Zusätzlich wirken sich als weitere Risikofaktoren aus: Bluthochdruck, Zuckerkrankheit und Übergewicht.

## Ursachen der Gicht

Ob erhöhte Harnsäurespiegel und damit Gicht auftreten, ist mehr oder weniger ein reines Bilanzproblem von Harnsäureproduktion und der Ausscheidung der produzierten Harnsäure (Abb. 1). Die Ausscheidung erfolgt hauptsächlich durch die Niere (80 %) und nur zu 20 % über den Darm. Bei der erblichen Form der Gicht ist in der Regel die Ausscheidung der Harnsäure im Urin vermindert. Selten kommt es auch zu einer gesteigerten körpereigenen Produktion im Rahmen eines vererbten Enzymdefektes.
- Vermehrte körpereigene Harnsäureproduktion entsteht: durch purinreiche Kost und auch im Rahmen von Bluterkrankungen oder unter Therapie dieser Erkrankungen.

**MEDIZINISCHE EINFÜHRUNG**

### Häufigste Ursachen eines erhöhten Harnsäurespiegels und damit einer Gicht (Abb. 1)

```
        – purinreiche Kost              – Alkohol
        – Blutkrankheiten               – fettreiches Essen
        – Medikamente                   – Medikamente
                  ⬇                              ⬇
     Produktion von Harnsäure        Ausscheidung von Harnsäure
            vermehrt                         vermindert
                  ⬇                              ⬇
```

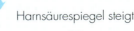

Harnsäurespiegel steigt

Gicht

- Verminderte Ausscheidung im Urin tritt auf: bei vorbestehender Einschränkung der Nierenfunktion durch andere Erkrankungen, im Rahmen einer Bleivergiftung, nach Einnahme verschiedener Medikamente (Beipackzettel beachten), besonders häufig nach reichlichem Alkoholgenuß oder fettreichen Festessen, aber auch bei strengem Fasten und bei ausgeprägter körperlicher Anstrengung, letztlich auch bei schlecht eingestelltem Blutzucker.

### Wie entsteht Harnsäure?

Harnsäure entsteht im menschlichen Körper durch den Abbau von Purinen, die aus der Nahrung stammen oder im körpereigenen Zellstoffwechsel gebildet werden.

### Was sind Purine?

Purine sind lebenswichtige Bestandteile der Zellkerne aller Lebewesen und üben im Organismus wichtige Funktionen aus. Dort sind sie bei der Zellvermehrung für die Übertragung der genetischen Informationen verantwortlich. Purine werden im Körper selbst aufgebaut, zusätzlich aber mit der Nahrung zugeführt. Im Körper werden sie zu Harnsäure abgebaut und durch die Niere ausgeschieden. Sie sind in allen Nahrungsteilen enthalten, die aus Zellen bestehen. Besonders reich an Purinen sind alle tierischen und pflanzlichen Zellen, die sich rasch teilen und vermehren, an der Spitze stehen Hefe und Trockenhefepräparate.

Purinfrei hingegen sind die Kohlenhydratreserven der Pflanzen wie zum Beispiel Zucker und Speisestärke, zudem tierische Ausscheidungsprodukte wie Milch, entsprechend auch alle Milchprodukte.

### Normalwerte für Harnsäure im Serum

|  | mg/dl | µmol/l |
|---|---|---|
| Männer: | 3,4–7,0 | 202–416 |
| Frauen: | 2,4–5,7 | 142–339 |

(mg/dl und µmol/l sind in der Medizin verwendete Konzentrationsangaben der Harnsäure im Serum)

### Akute Folgen eines erhöhten oder rasch angestiegenen Harnsäurespiegels

Bei raschem Anstieg des Harnsäurespiegels oder bei Werten über 7 mg/dl (416 µmol/l) muß man mit dem Ausfällen von Harnsäurekristallen und damit vermehrt mit dem Auftreten eines akuten Gichtanfalls rechnen (Abb. 2). Die Wahrscheinlichkeit nimmt damit in etwa exponentiell zu. Ein Gichtanfall ist dadurch charakterisiert, daß es im Bereich eines Gelenkes – meist ist es ein Großzehengrundgelenk – zu einer sehr schmerzhaften Rötung, Schwellung und Überwärmung kommt. Jetzt ist es durch das Ausfällen von Harnsäurekristallen im Gelenk zu einer Entzündungs- und Fremdkörperreaktion gekommen und Sie sollten Ihren Arzt aufsuchen.

### Risiko für einen Gichtanfall, abhängig vom Harnsäurespiegel im Blut (Abb. 2)

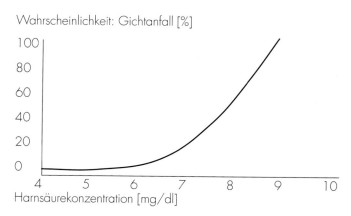

## Chronische Folgen eines erhöhten Harnsäurespiegels

Die chronischen Folgen sind durch das Ausfällen von Harnsäure zu Harnsäurekristallen im Knorpelgewebe und in der Niere bestimmt. In Gelenken kommt es zu einer zunehmenden Zerstörung des Knorpels und damit zu einer fortschreitenden, schmerzhaften Bewegungseinschränkung. Im Knorpel der Ohrmuschel treten ebenfalls solche Ablagerungen auf (Ohrperlen). Harnsäureablagerungen finden sich auch direkt im Nierengewebe, wo sie zu einer entzündlichen Nierenerkrankung führen können, die wiederum einen Blutdruckanstieg und eine eingeschränkte Nierenfunktion zur Folge hat. Die Bildung von Harnsäuresteinen (Nierensteinen) kann anderen Symptomen der Gicht um Jahre vorausgehen.

## Wann und wie behandeln?

Da erhöhte Harnsäurespiegel plötzlich, aber auch chronisch zu erheblichen Problemen führen können, sollten bereits bei Überschreiten des Normalwertes entsprechende Behandlungsmaßnahmen ergriffen werden.
Eine passende Diät ist der erste Schritt in der Behandlung einer chronischen Gicht. Das Ziel ist, möglichst purinarm zu essen. Außerdem sollte man möglichst viel Flüssigkeit zu sich nehmen, mindestens 1,5–2 l, besser 3 l pro Tag.
Als Medikament verschreibt der Arzt wohl Allopurinol, das in den Purinabbau eingreift und die Harnsäurebildung verhindert. Statt Harnsäure wird dann vermehrt ein gut wasserlösliches Produkt gebildet, das über die Nieren ausgeschieden werden kann. Zusätzlich kann die Harnsäureausscheidung über die Nieren durch sogenannte Urikosurika beschleunigt werden. Bei Verwendung dieser Medikamentengruppe sollte auf eine ausreichende Urinausscheidung von mindestens 1,5–2 l pro Tag und damit auf eine entsprechend hohe Trinkmenge geachtet werden, da es sonst zur Bildung von Nierensteinen kommen kann. Außerdem darf der Urin nicht sauer sein, da es dann auch zu Harnsäureausfällungen kommen kann. Eine Ansäuerung des Urins wird durch die in diesem Buch gezeigte Kost verhindert. Zusätzlich sollten Risikofaktoren und Begleiterkrankungen einer Gicht entsprechend therapiert werden. Befragen Sie hierzu bitte Ihren Arzt.

*MEDIZINISCHE EINFÜHRUNG*

# GESUND GENIESSEN

## Ernährungs-Empfehlungen

Moderne Ernährungsempfehlungen gehen kaum mehr von strengen und dadurch kaum durchzuhaltenden Diäten aus. Von Gicht betroffene Personen müssen dauerhaft auf ihre Ernährung achten, allzu strenge Regeln lassen sich deshalb kaum einhalten. Aus diesem Grund wird überwiegend eine purinarme Kost empfohlen, bei der aus den aufgenommenen Purinen weniger als 500 mg Harnsäure am Tag gebildet werden. Nur in schwerwiegenden Fällen wird eine streng purinarme Kost mit weniger als 300 mg Harnsäure am Tag verordnet. Diese Diätform ist zwar wirksam, aber auf Dauer nicht durchführbar, weil sie viel zu einseitig ist. (Manche Ärzte setzen allerdings die Richtwerte für eine purinarme und eine streng purinarme Kost viel niedriger an. Eine purinarme Diät sieht demnach nur 300 mg gebildete Harnsäure pro Tag vor, bei einer streng purinarmen Diät sind es nur 120 mg pro Tag.) Bei Änderung der Ernährung ist es wichtig, auch auf andere, oft zusätzlich vorhandene Stoffwechselerkrankungen zu achten. Zudem sind viele Gichtkranke übergewichtig – eine (langsame!) Gewichtsreduzierung ist notwendig. Neuen Untersuchungen zufolge ist bei Übergewicht die Purinsynthese gesteigert, das heißt, daß mehr Purine gebildet werden. Wichtig: Machen Sie keine Gewaltkuren und verzichten Sie auf totales Fasten. Beim Fasten steigt die Harnsäurekonzentration im Blut an, erst nach etwa 4 Wochen normalisiert sie sich wieder.

### Tip!
Bei einem akuten Gichtanfall sollten Sie 1–1,5 l frisch gepreßten oder ungesüßten Obst- oder Gemüsesaft auf 5–6 Portionen verteilt trinken.

## Der Puringehalt der Lebensmittel

wird heute in Harnsäure angegeben. Dieser Wert besagt, wieviel Harnsäure im Körper aus den mit dem Lebensmittel aufgenommenen Purinen gebildet wird. Wie bei allen Nährwerttabellen sind auch hier nur Anhaltswerte zu geben.
Zur schnellen Orientierung hier eine grobe Übersicht:

### Purinfreie Lebensmittel
Milch, Milchprodukte, Käse, Eiweiß
Butter, Margarine, Fette (außer Kokosfett und Schweineschmalz), Öle
Speisestärke, Sago, Gelatine
Kürbis, Mais
Früchte, Fruchtsaft (außer Erdbeeren, Birnen, Äpfel)
Zucker, Honig, Konfitüre, Rosinen
Kaffee, Tee, Kakao

### Purinarme Lebensmittel
Eigelb
Pumpernickel, Weißbrot, Zwieback, Brötchen
Kartoffeln
Blumenkohl, Endivie, Fenchel, Gurken, Möhren, Kohlrabi, Radieschen, Rettich, Rote Bete, Rotkohl, Sauerkraut, Schwarzwurzeln, Tomaten, Weißkohl, Wirsing
Apfel, Birne, Erdbeere, Rhabarber
Eiscreme
Bier (es enthält zwar nicht so viele Purine, läßt aber den Harnsäurespiegel im Blut steigen. Also: Hände weg!)

### Lebensmittel mit mittlerem Puringehalt
Speck
Grieß, Reis, Teigwaren, Haferflocken, Knäckebrot, Vollkornbrot, Weizenmehl, Semmelbrösel
grüne Bohnen, Feldsalat, Pfifferlinge, Rosenkohl, Sellerie, Spargel, Spinat, Steinpilze
Nüsse (außer Erdnüssen)

### Purinreiche Lebensmittel
Fleisch, Fleischextrakt, Fleischbrühe, Knochenmark, Innereien aller Art wie zum Beispiel Leber und Bries, Wurstwaren
Fisch (besonders Hering), Fischkonserven, Garnelen, Kaviar, Muscheln, Ölsardinen, Räucherfisch (besonders Bückling), Sardellen
Wild, Geflügel (Gans)
Hefe, Hefeextrakt, frisches Hefegebäck
Hülsenfrüchte, grüne Erbsen
Erdnüsse, Kokosfett, Schweineschmalz

**Empfehlenswerte, begrenzt empfehlenswerte und nicht empfehlenswerte Lebensmittel auf einen Blick**

| Lebensmittel | empfehlenswert | begrenzt empfehlenswert | nicht empfehlenswert |
|---|---|---|---|
| Gemüse | fast alle Sorten | Spinat, Spargel, Pilze, ~~Tomaten~~ ~~Paprika~~ ~~Auberginen Zucchini~~ | Hülsenfrüchte, grüne Erbsen |
| Kartoffeln | sind empfehlenswert | | |
| Obst | alle Sorten | | |
| Nüsse | | fast alle Sorten, *Walnüsse* | Erdnüsse |
| Getreide, Teigwaren, Backwaren | fast alle Sorten | | frisches Hefegebäck |
| Milch, Milchprodukte, Käse | alle Sorten (fettarme bevorzugen) | *bis 30%* | |
| Fleisch, Geflügel, Wild, Wurstwaren | *Geflügel* | fast alle Arten | alle Innereien, Gans, Fleischextrakt, Fleischbrühe |
| Fisch | | fast alle Arten | Hering, Ölsardinen, Sardellen, Bückling, Miesmuscheln, Garnelen (alle Schal- und Krustentiere), Räucherfisch, Fischkonserven |
| Fette, Öle | Butter, Margarine und Öle mit hohem Gehalt an mehrfach ungesättigten Fettsäuren | | Kokosfett, Schweineschmalz |
| Eier | sind empfehlenswert (Cholesteringehalt bedenken) | | |
| Süßwaren | | sind erlaubt, zur Gewichtskontrolle und Zuckereinsparung aber generell reduzieren | |
| Getränke | Mineralwasser, Säfte, Tee, Kaffee | | Alkohol |

**GESUND GENIESSEN**

## GESUND GENIESSEN

### Faustregeln für jeden Tag

Diese Hinweise sollten Sie sich merken und befolgen.
- Tauschen Sie in Ihrem Speiseplan in Zukunft purinreiche gegen purinarme Lebensmittel aus.
- Für Abwechslung im Speiseplan sorgen.
- Essen Sie überwiegend vegetarisch, mit möglichst viel Rohkost. Ergänzen Sie mit Eiern, Milch und mageren Milchprodukten.
- Nicht täglich, und wenn, höchstens einmal am Tag Fleisch, Wurst, Geflügel oder Fisch essen, und zwar nur 100–150 g.
- Innereien unbedingt vermeiden. Diese sind sehr zellreich, enthalten also viele Purine.
- Keine Ölsardinen, Sprotten, Sardellen, andere Fischkonserven, Räucherfisch und Heringe essen, auch keine Schal- und Krustentiere wie Muscheln und Garnelen.
- Fleischextrakte, Fertigsaucen, Fertigsuppen vermeiden.
- Obst und Gemüse in den Vordergrund stellen. Das sind Lebensmittel, die im Organismus einen Überschuß an Basen bilden, und dieser ist positiv. Ein Überschuß an Säuren (aus eiweißhaltigen Lebensmitteln) ist dagegen negativ. Liegen nämlich vermehrt Basen vor, ist die Harnsäure besser wasserlöslich und deshalb über die Niere ausscheidbar, während bei vermehrtem Vorliegen von Säuren die Löslichkeit geringer ist und es leicht zur Bildung von Harnsäurekristallen kommt.
- Ihren Eiweißbedarf sollten Sie durch Eier und Milchprodukte decken. Bevorzugen Sie dabei magere Produkte. Vermutlich bewirkt eine höhere Eiweißaufnahme ohne gleichzeitige Purinaufnahme ein Absinken des Harnsäuregehaltes im Blut.
- Bei Fetten solche mit vielen ungesättigten Fettsäuren bevorzugen. Die Aufnahme insgesamt beschränken, da Fett die Harnsäureausscheidung hemmt.
- Alkohol stark reduzieren oder ganz darauf verzichten. Er hemmt die Ausscheidung von Harnsäure.
- Reichlich trinken, 2–3 l am Tag werden empfohlen.
- Ausgewogen, das heißt, keine zu großen Mengen essen: Ein exzessives Schlemmermahl kann einen Gichtanfall zur Folge haben.

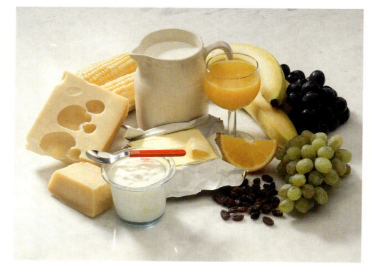

*Die Lebensmittel auf diesem Foto signalisieren dem Gichtpatienten nicht nur Frische und Gesundheit – sie halten auch ihr Versprechen, denn sie sind purinfrei. Das Bild zeigt nur eine kleine Auswahl der vielen Lebensmittel, die keine Purine enthalten und die Sie bedenkenlos genießen dürfen. Siehe dazu auch die Liste auf Seite 6.*

## Der Einfluß des Garens auf den Puringehalt

Durch Lagerung, Verarbeitung und Zubereitung der Lebensmittel kommt es zu Veränderungen in den Mengen und im Anteil der verschiedenen darin enthaltenen Purine. Allerdings ist der Einfluß des Garens auf den Puringehalt noch nicht hinreichend erforscht. Angenommen wird, daß der Puringehalt in 100 g gebratenen Lebensmitteln höher, in gekochten Lebensmitteln hingegen geringer ist als in rohen Produkten. Beim Braten nimmt das Gewicht des Lebensmittels bedingt durch den Wasserverlust ab, bei 100 g gebratenem Lebensmittel muß man also von einem weit höheren Ausgangsgewicht und damit einem größeren Puringehalt ausgehen. Beim Kochen werden die zum Teil wasserlöslichen Purine aus dem Lebensmittel herausgelöst und gehen ins Kochwasser über. Andererseits gehen auch wertvolle Inhaltsstoffe des Lebensmittels in das Kochwasser über. Nur, wenn Sie sich streng purinarm ernähren müssen, sollten Sie das Kochwasser deshalb wegschütten.

## Die richtige Zubereitung

Neben dem Einfluß des Garens auf den Puringehalt gilt für die Zubereitung bei purinarmer Ernährung das gleiche wie bei jeder anderen ausgewogenen Ernährung: So kurz wie möglich und so lang wie nötig garen! Nährstoffschonende Methoden bevorzugen, damit nur ein Minimum an Vitaminen und Mineralien verloren geht. Mit Salz sparsam umgehen, lieber reichlich mit frischen Kräutern würzen. Ebenfalls mit Bratfett geizen, um die Fettaufnahme zu reduzieren (gute Töpfe und Pfannen mit dicken, schweren Böden helfen dabei).

Für die Zubereitung eignen sich folgende Garmethoden:

- Dünsten
- Dämpfen
- Garen im Tontopf
- Garen in Bratschlauch und Bratbeutel
- Dünsten in Alufolie (Alufolie bitte wegen der hohen Umweltbelastung nur sparsam verwenden und gezielt entsorgen)
- Grillen
- Braten in beschichteten Pfannen

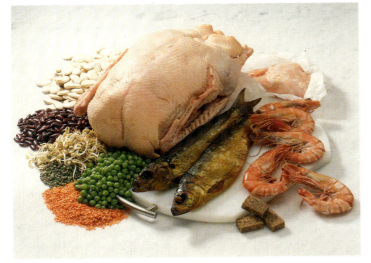

Vorsicht! – Diese Lebensmittel sollten für Sie tabu sein, denn sie sind reich an Purinen. Das Bild zeigt leider nur einen kleinen Ausschnitt aus der breiten Skala der purinreichen Nahrungsmittel. Siehe dazu auch die Liste auf Seite 6.

## KÜCHENPRAXIS

## Garen im Tontopf

Besonders praktisch und gleichzeitig gesund ist diese Garmethode: Alle Zutaten garen gemeinsam in einem Topf. Zudem ist dieser fest zugedeckt, keine wertvollen Inhaltsstoffe können entweichen, alle Aromen sind bestens eingeschlossen. Schneiden Sie alle Zutaten so zurecht, daß sie die gleiche Garzeit haben, dann müssen Sie den Topf zwischendurch nicht öffnen. Sie können Zartes jedoch auch später dazugeben. Sollen die Zutaten bräunen, nehmen Sie etwa 20 Minuten vor dem Ende der Garzeit den Deckel des Tontopfes ab.

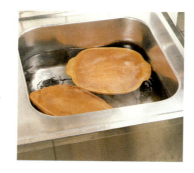

**1.** Den Tontopf (inklusive Deckel) mindestens 15 Minuten in kaltes Wasser stellen, damit er sich vollsaugt und später beim Garen Dampf nach innen an die Zutaten abgibt.

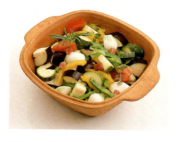

**2.** Alle passend zurechtgeschnittenen Zutaten in den Tontopf geben. Den Deckel auflegen, den Topf in den kalten (!) Backofen auf den Rost stellen, er verträgt keine Temperaturschwankungen. Nach Rezeptangabe aufheizen und garen.

## Garen im Bratbeutel/ Bratschlauch

Ganz ohne Topf und Pfanne kommen Sie bei dieser Garmethode aus, außerdem passen sich Beutel und Schlauch jeder beliebigen Menge an.
Die Zutaten garen fest verschlossen, weder gesunde Inhaltsstoffe noch die feinen Aromen können entweichen. Zudem gart alles ganz oder beinahe im eigenen Saft, Sie müssen keine oder nur wenig Flüssigkeit oder Fett dazugeben, nichts kann auslaugen. Achtung: Den Bratbeutel oder -schlauch immer auf den kalten Rost legen.

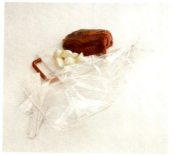

**1.** Den Bratbeutel bereitlegen. Oder ein ausreichend langes Stück Bratschlauch abschneiden (an den Enden muß später 5 cm Abstand zwischen Gargut und Folie sein, also mindestens 20 cm zum Gargut zugeben). Den Schlauch an einem Ende mit einem Clip aus der Packung verschließen.

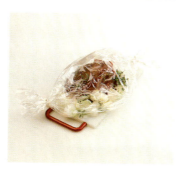

**2.** Die vorbereiteten Zutaten und eventuell etwas Flüssigkeit hineinfüllen, den Beutel oder Schlauch mit einem Clip verschließen. Die Folie oben mit einer Nadel 2- bis 3mal einstechen, damit später Dampf entweichen kann, auf den kalten Rost legen und in den vorgeheizten Backofen (maximal 200°) schieben.

# Dünsten in Alufolie

Ebenfalls ohne Topf und Pfanne können Sie garen, wenn Sie Alufolie verwenden, und auch hier bleiben Inhaltsstoffe und Aromen optimal erhalten.
Stets gehört die glänzende Seite nach innen, andersherum würde die Folie einen Teil der Ofenhitze später reflektieren. Für trockene oder empfindliche Zutaten die Folie leicht einfetten, damit nichts festklebt – bei fetthaltigen oder feuchten Speisen ist dies überflüssig.
Allerdings sollten Sie Alufolie nur mit Bedacht einsetzen, die Umwelt wird durch sie stark belastet. Entsorgen Sie sie gezielt.

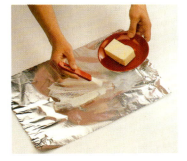

**1.** Ein ausreichend großes Stück starke Alufolie abschneiden, mit der glänzenden Seite nach oben ausbreiten. Die Folie ganz leicht mit Fett einpinseln, damit nichts festklebt.

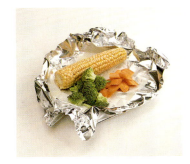

**2.** Die vorbereiteten Zutaten darauflegen. Die Folie über den Zutaten zu einem Päckchen zusammenfalten. Sorgfältig verschließen, damit kein Dampf und keine Aromen entweichen können. Auf einem Rost oder Blech in den vorgeheizten Backofen stellen und nach Rezeptangabe garen.

# Fettarm: Grillen

Beim Grillen garen die Zutaten durch Strahlungs- oder Kontaktwärme, zudem bräunen sie und entwickeln ein besonderes Aroma.
Beim Zubereiten mit dieser Garmethode brauchen Sie weit weniger Fett als beim Braten in der Pfanne. Auf ein leichtes Einölen von Grillrost und Gargut sollten Sie aber dennoch nicht verzichten, sonst kleben die Zutaten fest. Besonders würzig schmeckt alles, wenn Sie es vor dem Grillen in eine feine Marinade einlegen und während des Grillens damit bepinseln.

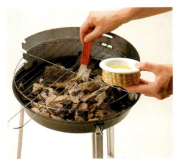

**1.** Ob in der Küche im Backofen oder draußen auf dem Gartengrill: Den Grillrost gründlich mit Öl einstreichen, damit die Zutaten nicht daran festkleben. Den Backofengrill oder die Holzkohle gut aufheizen.

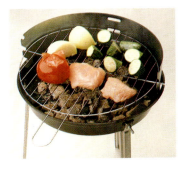

**2.** Die vorbereiteten Zutaten (ebenfalls leicht mit Öl bestrichen) auf den Grillrost legen. Mit mittlerem Abstand zur Grillschlange in den Ofen schieben oder nicht zu dicht über der Holzkohle auf den Grill legen. Nach Rezeptangabe garen, zwischendurch wenden.

# TAGESPLÄNE, SNACKS, GETRÄNKE

## Die Rezepte in diesem Buch ...

schmecken garantiert der ganzen Familie. Sie sind so lecker und abwechslungsreich, daß sie mit einer der herkömmlichen freudlosen Diäten nichts mehr zu tun haben. Eine purinarme Ernährung müssen Sie meist über einen langen Zeitraum einhalten, und das schaffen Sie nicht mit streng eingeschränkten, langweiligen Gerichten.

- Fleisch, Geflügel und Fisch kommen in diesem Buch nur selten vor, und wenn, sind die Portionen eher klein berechnet. Im Rahmen einer purinarmen Ernährung sollten Sie nicht mehr als 100 g bis höchstens 150 g davon am Tag essen. Bedenken Sie dies, wenn Sie Ihre eigenen Rezepte mit Fleisch oder Fisch einbauen möchten. Innereien und Räucherfisch sollten Sie unbedingt völlig meiden.
- Zucker läßt den Harnsäurespiegel steigen. Deshalb wurde sowohl mit Zucker als auch mit anderen Süßmitteln sparsam umgegangen. Gewöhnen Sie Ihren Gaumen an nur leicht gesüßte Köstlichkeiten.
- Auf Alkohol wurde in den Rezepten vollständig verzichtet, da dessen Konsum eingeschränkt oder gemieden werden sollte.

## Wissenswertes über einen gesunden purinarmen Tagesplan

Nur wenn Sie dem Körper weniger Energie zuführen, als er verbrennt, können Sie abnehmen. Die DGE, die Deutsche Gesellschaft für Ernährung, empfiehlt, daß Frauen je nach Alter zwischen 1700 und 2200, Männer zwischen 1900 und 2600 kcal zu sich nehmen sollten. Allerdings sind diese Zahlen nur Anhaltswerte, für den einen kann das bereits zuviel, für den anderen jedoch zuwenig sein. Gerade die körperliche Betätigung hat einen wesentlichen Einfluß auf den Energiebedarf. Wer sich viel bewegt, verbrennt viele Kalorien.

Nicht allein die Gesamtmenge an Kalorien ist wichtig, auch der Zusammensetzung der Nahrung sollte Beachtung geschenkt werden. Erstes Gebot ist dabei natürlich immer, purinfreie oder purinarme Lebensmittel zu wählen und purinreiche zu meiden.
Etwa 15–20 % der Gesamtenergie eines Tages sollten aus Eiweiß, 20–25 % aus Fett stammen. Bevorzugen Sie ungesättigte Fettsäuren. Die restliche Energie sollte durch Kohlenhydrate aufgenommen werden, und diese sollten möglichst reich an Ballaststoffen sein, damit der Bedarf von 30–35 g pro Tag gut gedeckt wird.

## Für den ganzen Tag

Sinnvolle, schmackhafte Kombinationen einzelner Rezepte aus diesem Buch zu gesunden Tagesplänen sind rechts in Beispielen aufgeführt. Ergänzt werden die Pläne durch schnelle Snacks. Wissenswertes über Getränke lesen Sie auf Seite 13. Weil viele Menschen, die unter einer zu hohen Harnsäurekonzentration im Blut leiden, auch mehr oder weniger übergewichtig sind und Pfunde loswerden sollten, liegt der Energiegehalt nur bei etwa 6700 kJ/1600 kcal pro Tag. Wenn Sie auf Ihre Linie nicht achten müssen, oder wenn Sie sich viel bewegen, können Sie die Mengen erhöhen oder Zwischengerichte einbauen.

## 1. Tagesplan

Frühstück:
Frischkorn-Müsli (Seite 16)
Avocado-Milchshake
(Seite 20)
Zwischendurch:
1 Banane, kleingeschnitten
und mit 200 g Magerquark
vermischt
Mittags:
Zucchininudeln (Seite 40)
Fruchtsalat mit
Joghurtdressing (Seite 54)
Zwischendurch:
1 großer Apfel
Abends:
Gemüse-Kräuter-Salat
(Seite 28)
1 Brötchen

## 2. Tagesplan

Frühstück:
Beeren-Quark-Zwieback
(Seite 14)
Melonen-Milch-Drink (Seite 20)
Zwischendurch:
Petersilien-Tomaten-Brötchen
(Seite 24)
1/4 l Magermilch
Mittags:
Zucchinitörtchen (Seite 28)
Zwischendurch:
200 g Magermilch-Joghurt
Abends:
Chinapfanne (Seite 44)
Tee-Trauben-Gelee (Seite 54)

## 3. Tagesplan

Frühstück:
Hirse-Müsli mit Pfirsich-
joghurt (Seite 16)
Zwischendurch:
200 g Weintrauben
Mittags:
Avocado-Puten-Brote (Seite 24)
Zwischendurch:
200 g Magerquark, mit einem
geriebenen Apfel vermischt
Abends:
Kartoffel-Cremesuppe
(Seite 30)
Wirsingröllchen mit Curry
(Seite 49)
Grapefruit-Ingwer-Sorbet
(Seite 60)

*TAGESPLÄNE, SNACKS, GETRÄNKE*

## Tagespläne nach eigenem Geschmack

Die Tagespläne sind nur Bei-
spiele. Sie sollen Sie anregen,
eigene Tagespläne zusammen-
zustellen. Kombinieren Sie die
Rezepte aus diesem Buch, ergänzt durch eigene Koch-Krea-
tionen, immer wieder zu neuen
Tagesplanvariationen. Beachten
Sie dabei jedoch stets, welche
Lebensmittel Sie meiden sollten
und welche für Sie im Rahmen
einer purinarmen Ernährung un-
bedenklich sind.

## Wichtiges zum Thema Getränke

Bei purinarmer Ernährung sollten
Sie stets darauf achten, reichlich
zu trinken: Pro Tag sollten es mindestens 2, besser 3 l sein.
• Obst- und Gemüsesäfte werden sehr empfohlen. Nach
Möglichkeit mit Mineralwasser
verlängern, damit der Kalorien-
gehalt nicht zu hoch ist.
• Kaffee und Tee, auch Kakao
sind erlaubt. Die darin enthaltenen Purine werden nicht zu
Harnsäure abgebaut. Bei Kakao
müssen Sie aber auf den Kalo-
riengehalt achten.
• Zuckerhaltige Limonaden meiden, sie sind zu kalorienreich.
Außerdem läßt der Zuckergehalt
den Harnsäurespiegel vermutlich
steigen.

• Auf Alkoholkonsum verzichten,
ihn zumindest aber stark ein-
schränken. Alkohol enthält zwar
selbst kaum Purine, hemmt aber
die Ausscheidung von Harnsäure durch die Nieren und läßt so
den Harnsäurespiegel im Blut
steigen.
Bier belastet sogar doppelt, da
es Purine liefert. Auch in alkohol-
freiem Bier ist Harnsäure enthalten, der Gehalt wird entschei-
dend vom Rohstoff Malz
bestimmt. Etwas geringere Werte weisen Weizenbiere auf.
Besonders ungünstig sind Des-
sertweine, aber auch dunkles
Bier. 100 ml Vollbier liefern
13,7 mg Purine.

*FEINES FÜRS FRÜHSTÜCK*

# Würzige Eier im Glas

Das sonntägliche Frühstücksei können Sie getrost genießen, es sei denn, Sie müssen auch auf Ihren Cholesterinspiegel achten. Hier wird etwas (!) Wurst für raffinierten Geschmack dazugegeben.

Zutaten für 4 Personen:
Fett für die Gläser
2 kleine, feste Tomaten
50 g Mortadella
8 kleine Eier
Salz
schwarzer Pfeffer, frisch gemahlen
einige Stengel glatte Petersilie

## Raffiniert

Zubereitungszeit: etwa 35 Min.

Pro Portion etwa:
950 kJ/230 kcal
15 g EW · 18 g F · 2 g KH
• 21 mg gebildete Harnsäure

**1.** Den Backofen auf 200° vorheizen. Vier hitzebeständige Gläser gründlich fetten.

**2.** Die Tomaten waschen, trockenreiben und in feine Würfel schneiden, die Stielansätze und die Kerne dabei entfernen. Die Mortadella in feine Streifen schneiden.

**3.** Die Tomatenwürfel und die Mortadellastreifen in die gefetteten Gläser geben, je 2 Eier darübergleiten lassen. Salzen und pfeffern. Die Petersilie waschen und trockenschütteln, je einige Blättchen auf die Eier geben.

**4.** Die Gläser mit Alufolie verschließen und in ein heißes Wasserbad setzen (die Gläser sollen zu zwei Dritteln im Wasser stehen). In den Backofen (Mitte) stellen, die Eier in etwa 20 Minuten stocken lassen (Gas: Stufe 3).

# Beeren-Quark-Zwieback

Zwieback enthält weniger Purine als die meisten anderen Brotsorten, zudem sorgt er für raffinierten Geschmack. Bei den Früchten sollten Sie nicht gerade Erdbeeren in den Vordergrund stellen, sie gehören zu den wenigen Obstsorten, die Purine enthalten, und zwar sind es 12 mg je 100 g.

Zutaten für 4 Personen:
1 unbehandelte Zitrone
2 Eßl. Apfeldicksaft
2 Prisen Zimtpulver
400 g gemischte Beeren
(zum Beispiel Himbeeren,
Johannisbeeren, Erdbeeren)
300 g Speisequark (20 % Fett)
etwas Milch
8 Zwiebäcke

## Ganz einfach

Zubereitungszeit: etwa 30 Min.

Pro Portion etwa:
900 kJ/210 kcal
12 g EW · 5 g F · 30 g KH
• 6 mg gebildete Harnsäure

**1.** Die Zitrone heiß abwaschen, wieder abtrocknen. Etwas Schale mit einem Juliennereißer abziehen, die übrige Schale fein abreiben. Den Zitronensaft auspressen.

**2.** Die abgeriebene Zitronenschale und den -saft zusammen mit dem Apfeldicksaft und dem Zimtpulver in einer Schüssel verquirlen.

**3.** Die Beeren vorsichtig waschen, verlesen und putzen. Gut abtropfen lassen, die Früchte dann eventuell zerkleinern und in der Zitronenmarinade wenden. Etwa 10 Minuten ziehen lassen.

**4.** Die Beeren dann abtropfen lassen, den Sud auffangen und mit dem Quark verrühren. Einige Eßlöffel Milch unterrühren, bis der Quark dickcremig ist.

**5.** Den Quark üppig auf die Zwiebäcke geben, die Beeren darauf verteilen, die Zitronenschalen-Julienne darauf streuen.

*Im Bild oben: Würzige Eier im Glas*
*Im Bild unten: Beeren-Quark-Zwieback*

**FEINES FÜRS FRÜHSTÜCK**

*FEINES FÜRS FRÜHSTÜCK*

# Frischkorn-Müsli

Rhabarber sollten Sie im Frühjahr oft essen, in ihm stecken pro 100 g ganze 11 Kalorien und 13 mg Purine. Hier wird er mit einem Frischkorn-Müsli kombiniert, das viele Vitamine und Mineralien enthält. Ebensogut können Sie das Kompott auch zu einem anderen Müsli oder zu einer Quarkspeise reichen; oder sie kombinieren das Frischkorn-Müsli mit anderen Früchten.

| Zutaten für 4 Personen: |
| --- |
| 100 g Weizenschrot |
| 300 ml Buttermilch |
| 400 g Rhabarber |
| 1 Zimtstange |
| 3 Eßl. Honig |
| 1 Orange |

## Preiswert

Zubereitungszeit: etwa 30 Min. (+ 12 Std. Quellzeit)

Pro Portion etwa:
710 kJ/170 kcal
7 g EW · 1 g F · 33 g KH
• 20 mg gebildete Harnsäure

**1.** Den Weizenschrot mit der Buttermilch verrühren, zugedeckt über Nacht in den Kühlschrank stellen.

**2.** Den Rhabarber putzen und abziehen. Die Stangen waschen und in 2 cm lange Stücke schneiden. Mit der Zimtstange und 3 Eßlöffeln Wasser in einen breiten Topf geben. Zugedeckt aufkochen, nur 2–3 Minuten köcheln lassen, damit der Rhabarber nicht völlig zerfällt.

**3.** Das Kompott in eine Schüssel umfüllen, mit dem Honig süßen und über Nacht zugedeckt in den Kühlschrank stellen.

**4.** Den Rhabarber am nächsten Morgen in einem Sieb abtropfen lassen, den Sud auffangen und mit dem vorbereiteten Weizenschrot verrühren.

**5.** Die Orange schälen, dabei die weiße Haut vollständig entfernen. Dann die einzelnen Filets zwischen den Trennhäutchen herausschneiden. Abtropfenden Saft dabei auffangen und ebenfalls mit dem Schrot verrühren.

**6.** Den Weizenschrot zusammen mit den Orangenfilets und dem Rhabarberkompott anrichten. Die Zimtstange entfernen.

## Tip!

Besonders gesund wird das Müsli, wenn Sie das Getreide wirklich frisch schroten. Wollen Sie Getreideschrot fertig kaufen, nehmen Sie stets nur kleine Mengen mit nach Hause. Denn je länger er bei Ihnen liegt, desto mehr der wertvollen Inhaltsstoffe gehen verloren.

# Hirse-Müsli mit Pfirsichjoghurt

Hirse enthält etwa 100 mg Purine je 100 g, und damit weniger als die anderen Getreidesorten. Die Pfirsiche für den Joghurt sind ganz purinfrei.

| Zutaten für 4 Personen: |
| --- |
| 400 ml Milch |
| 120 g Hirse |
| 4 saftige Pfirsiche (netto etwa 400 g) |
| 1 Becher Magermilch-Joghurt (150 g) |
| 3 Eßl. Apfeldicksaft |
| 2 Zweige frische Minze |

## Raffiniert

Zubereitungszeit: etwa 1 Std.

Pro Portion etwa:
980 kJ/230 kcal
8 g EW · 5 g F · 37 g KH
• 35 mg gebildete Harnsäure

**1.** Die Milch in einem breiten Topf aufkochen. Die Hirse einstreuen und zugedeckt bei schwacher Hitze etwa 20 Minuten, anschließend noch etwa 10 Minuten auf der abgeschalteten Herdplatte ausquellen lassen. Abkühlen lassen.

**2.** Inzwischen 3 Pfirsiche kurz in kochendheißes Wasser legen. Anschließend kalt abschrecken und die Haut abziehen. Das Fruchtfleisch von den Steinen lösen und pürieren.

**3.** Das Pfirsichpüree mit dem Joghurt verrühren und mit dem Apfeldicksaft süßen. 3 oder 4 Minzeblättchen fein hacken und untermischen.

**4.** Den letzten Pfirsich waschen und abtrocknen, das Fruchtfleisch in Spalten vom Stein schneiden.

**5.** Die Hirse mit einer Gabel auflockern und in 4 breite Schälchen verteilen. In die Mitte jeweils eine Mulde drücken, das Pfirsichpüree dort hineingeben. Die Pfirsichspalten dazulegen und das Müsli mit Minzeblättchen garnieren.

## Tip!

Die Hirse können Sie gut am Vorabend ausquellen lassen. Und auch das Pfirsichpüree bleibt, gut zugedeckt und kühl gestellt, über Nacht frisch und appetitlich. Lediglich die Pfirsichgarnitur sollten Sie erst am Morgen zubereiten.

# Früchte-Müsli

Bei purinarmer Ernährung sollten fürs Müsli Früchte und Milch oder magere Milchprodukte im Mittelpunkt stehen. Getreide enthält zwar wertvolle Ballaststoffe, leider aber auch Purine. Beispielsweise liefern 100 g Haferflocken 160 mg Purine.

*Zutaten für 2 Personen:*
*1 kleine unbehandelte Zitrone*
*1 kleine Banane*
*200 g körniger Frischkäse*
*1 Eßl. Honig*
*1 kleiner Apfel*
*1 Mandarine*
*100 g Weintrauben*
*1 Päckchen Vanillinzucker*
*40 g gemischte Vollkorn-*
*Flocken*

### Ganz einfach

Zubereitungszeit: etwa 30 Min.

Pro Portion etwa:
1500 kJ/360 kcal
16 g EW · 6 g F · 56 g KH
• 21 mg gebildete Harnsäure

**1.** Die Zitrone heiß abwaschen, etwas Schale fein abreiben und den Saft auspressen.

**2.** Die Banane schälen und das Fruchtfleisch mit einer Gabel zerdrücken. Sofort mit 2 Eßlöffeln Zitronensaft verrühren. Dann den körnigen Frischkäse und die Zitronenschale unterrühren. Mit dem Honig süßen.

**3.** Den Apfel waschen und gut abreiben. Vierteln und das Kerngehäuse entfernen. Die Viertel dann quer in feine Scheiben schneiden und in dem übrigen Zitronensaft wenden.

**4.** Die Mandarine schälen und in einzelne Fruchtfilets zerteilen. Die Weintrauben waschen, von den Stengeln zupfen, nach Belieben halbieren und entkernen.

**5.** Die Früchte mischen und mit dem Vanillinzucker bestreuen. Zusammen mit den Vollkorn-Flocken und dem körnigen Frischkäse anrichten.

## Tip!

Sie können sich aus verschiedenen Getreideflocken eine Mischung ganz nach Ihrem Geschmack zubereiten. Es gibt aber auch bereits fertige Mischungen zu kaufen.

**FEINES FÜRS FRÜHSTÜCK**

# Schichtkäse-Brötchen

Bei Milchprodukten wie dem Schichtkäse sollten Sie auf fettarme Sorten zurückgreifen. Diese versorgen Sie gut mit Eiweiß, ohne aber zu viel Fett und zu viele Kalorien zu liefern.

*Zutaten für 4 Personen:*
*500 g Schichtkäse (20 % Fett)*
*50–75 ml Milch*
*2 Bund Schnittlauch*
*Salz*
*schwarzer Pfeffer, frisch gemahlen*
*1/4 Teel. gemahlener Koriander*
*250 g kleine, feste Tomaten*
*2 Teel. Olivenöl, kaltgepreßt*
*4 Vollkorn-Brötchen*

## Gelingt leicht

Zubereitungszeit: etwa 30 Min.

Pro Portion etwa:
1100 kJ/260 kcal
20 g EW · 9 g F · 22 g KH
• 26 mg gebildete Harnsäure

**1.** Den Schichtkäse mit soviel Milch verrühren, daß eine dicke Creme entsteht.

**2.** Den Schnittlauch waschen, trockenschütteln und in feine Röllchen schneiden. Den größten Teil davon unter den Schichtkäse rühren. Die Mischung mit Salz, Pfeffer und dem Koriander pikant würzen.

**3.** Die Tomaten waschen und ohne die Stengelansätze klein würfeln. Dabei die Kerne entfernen. Die Tomatenwürfel mit dem Öl beträufeln, mit Salz und Pfeffer würzen und mit dem übrigen Schnittlauch vermischen.

**4.** Die Brötchen halbieren, die Hälften mit dem Schichtkäse bestreichen. Die Tomatenwürfel dekorativ daraufgeben, ohne den Schichtkäse ganz zu bedecken.

# Chicorée-Käse-Omelette

Eier sind purinarm und decken den Eiweißbedarf. Vorsicht allerdings bei zu hohem Cholesterinspiegel!

*Zutaten für 2 Personen:*
*1 mittelgroße Chicoréestaude (etwa 150 g)*
*4 Eier*
*4 Eßl. Milch*
*Salz*
*schwarzer Pfeffer, frisch gemahlen*
*1 Eßl. Paprikapulver, edelsüß*
*1/2 Bund glatte Petersilie*
*50 g Emmentaler im Stück*
*6 Radieschen*
*2 Teel. Butter oder Margarine*

## Preiswert • Schnell

Zubereitungszeit: etwa 20 Min.

Pro Portion etwa:
1400 kJ/330 kcal
23 g EW · 25 g F · 4 g KH
• 16 mg gebildete Harnsäure

**1.** Den Chicorée waschen, die äußeren Blätter eventuell entfernen, am unteren Ende eine dicke Scheibe abschneiden. Die Staude anschließend in 1/2 cm dicke Scheiben schneiden, die Scheiben etwas auseinanderblättern.

**2.** Die Eier mit der Milch verquirlen, mit Salz, Pfeffer und dem Paprikapulver würzen. Die Petersilie waschen, trockenschütteln und fein hacken, die Hälfte davon unter die Eiermilch rühren.

**3.** Den Emmentaler in 1/2–1 cm große Würfel schneiden. Die Radieschen putzen, waschen und in feine Stifte schneiden oder grob raspeln.

**4.** Je 1 Teelöffel Butter oder Margarine in zwei Pfannen bei mittlerer Hitze aufschäumen. Je die Hälfte der Eiermasse hineingießen. Etwa 1/2 Minute stocken lassen, dann die Chicoréestreifen und den Käse darauf streuen. Zugedeckt noch etwa 3 Minuten bei schwacher Hitze stocken lassen. Die übrige Petersilie und die Radieschenstifte auf die Omelettes streuen. Sofort servieren.

*Im Bild oben: Schichtkäse-Brötchen*
*Im Bild unten: Chicorée-Käse-Omelette*

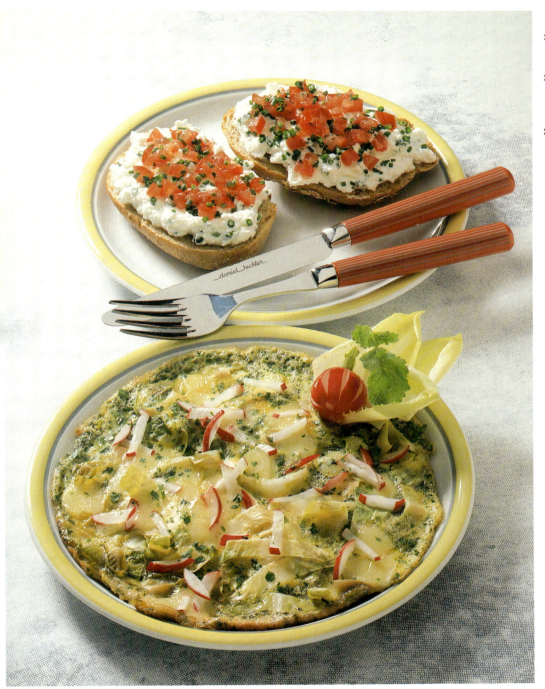

FEINES FÜRS FRÜHSTÜCK

*FEINES FÜRS FRÜHSTÜCK*

# Melonen-Milch-Drink

Bei einer gichtvorbeugenden Ernährung sollte man viel trinken. Servieren Sie diesen erfrischenden Drink zum Frühstück – er schmeckt aber ebenso als kühler Imbiß am Nachmittag oder zwischendurch.

Zutaten für 4 Personen:
1 Ogen- oder Galiamelone (netto 350 g)
2 Eßl. flüssiger Honig
½ l Dickmilch (1,5 % Fett)
1 Limette

### Schnell • Raffiniert

Zubereitungszeit: etwa 20 Min.

Pro Portion etwa:
610 kJ/150 kcal
6 g EW · 2 g F · 26 g KH
• 0 mg gebildete Harnsäure

**1.** Die Melone quer halbieren und die Kernchen mit einem Löffel entfernen. Anschließend mit einem Kugelausstecher einige kleine Kugeln aus dem Fruchtfleisch herauslösen, auf 4 Spießchen stecken und beiseite legen.

**2.** Das übrige Fruchtfleisch aus der Schale lösen und zusammen mit dem Honig im Mixer oder mit dem Pürierstab pürieren. Die Dickmilch einrühren.

**3.** Die Limette heiß abwaschen, die Schale fein abreiben, den Saft auspressen. Den Drink damit abschmecken. In 4 hohe Gläser umfüllen, die Spieße darüberlegen oder hineinstellen.

# Avocado-Milchshake

Bei diesem cremigen Drink liefern allein die Sesamsamen Purine, sie sorgen jedoch für eine raffinierte Optik am Glas.

Zutaten für 4 Personen:
1 reife Avocado
¾ l Buttermilch
2 Eßl. Sanddornbeerensaft (Reformhaus)
1 Teel. abgeriebene Zitronenschale (unbehandelt)
1–2 Eßl. Zitronensaft
½ Teel. Ingwerpulver
2 Eßl. ungeschälte Sesamsamen

### Schnell • Ganz einfach

Zubereitungszeit: etwa 20 Min.

Pro Portion etwa:
710 kJ/170 kcal
8 g EW · 11 g F · 9 g KH
• 2 mg gebildete Harnsäure

**1.** Die Avocado halbieren. Das Fruchtfleisch mit einem Löffel aus der Schale lösen und sofort zusammen mit der Buttermilch und dem Sanddornbeerensaft im Mixer glatt pürieren. Mit der Zitronenschale, dem Zitronensaft und dem Ingwer würzen.

**2.** Die Sesamsamen in einer Pfanne ohne Fett unter Rühren rösten, bis sie angenehm duften. Auf einen Teller geben.

**3.** Die Ränder von 4 Gläsern mit Wasser befeuchten, umgedreht in den Sesam drücken, damit ein Sesamrand entsteht. Die Avocadomilch in die Gläser füllen.

# Süßer Möhrenquark

Zutaten für 4 Personen:
300 g Möhren
2 Eßl. Zitronensaft
3 Eßl. Apfeldicksaft
500 g Speisequark (20 % Fett)
50–75 ml Milch
½ Teel. Zimtpulver
1 Eßl. gehackte Pistazienkerne

### Ideal für Kinder

Zubereitungszeit: etwa 30 Min.

Pro Portion etwa:
880 kJ/210 kcal
18 g EW · 8 g F · 17 g KH
• 20 mg gebildete Harnsäure

**1.** Die Möhren putzen, schälen und waschen. Etwa 50 g grob raspeln, mit 1 Teelöffel Zitronensaft mischen und beiseite stellen.

**2.** Die übrigen Möhren fein würfeln. Zusammen mit dem übrigen Zitronensaft und dem Apfeldicksaft in einen kleinen Topf geben. Zudecken, bei schwacher Hitze in 5–8 Minuten (je nach Möhrensorte) fast weich dünsten.

**3.** Den Quark mit den gedünsteten Möhren samt ihrem Kochsud und mit soviel Milch verrühren, bis eine dicke Creme entsteht. Mit dem Zimt abschmecken, in 4 Schälchen verteilen, die Möhrenraspel und die gehackten Pistazienkerne darauf streuen.

*Im Bild oben: Melonen-Milch-Drink*
*Im Bild Mitte: Avocado-Milchshake*
*Im Bild unten: Süßer Möhrenquark*

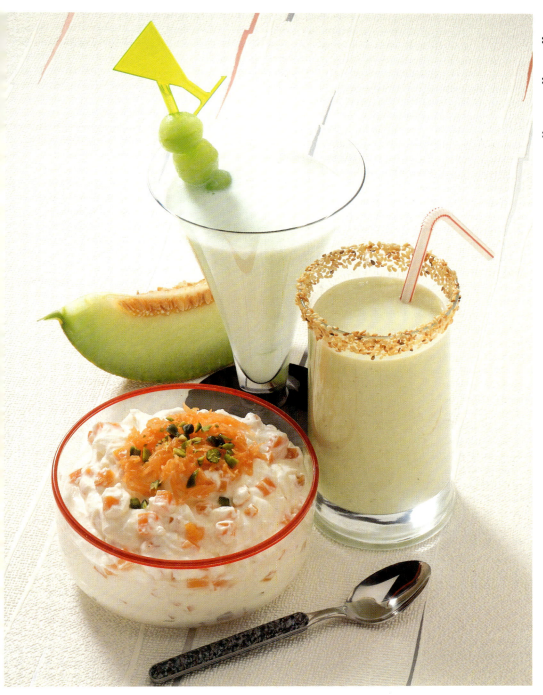

*FEINES FÜRS FRÜHSTÜCK*

# Reis-Paprika-Salat

Viel Gemüse und würziger Naturreis machen aus diesem Salat einen gesunden Snack. Etwas (!) Salami sorgt für Aroma. Wenn Sie darauf verzichten, verringert sich der Harnsäurewert auf 43 mg.

*Zutaten für 4 Personen:*
*Salz*
*150 g Naturreis (Langkorn)*
*je 1 kleine gelbe, grüne und rote Paprikaschote*
*1 kleine Zwiebel*
*4 Eßl. Weißweinessig*
*schwarzer Pfeffer, frisch gemahlen*
*Cayennepfeffer*
*1 Bund glatte Petersilie*
*6 Eßl. Olivenöl, kaltgepreßt*
*60 g Salami in dünnen Scheiben*

## Preiswert

Zubereitungszeit: etwa 1 Std. (+ 1 Std. Marinierzeit)

Pro Portion etwa:
1400 kJ/330 kcal
7 g EW · 21 g F · 32 g KH
• 77 mg gebildete Harnsäure

**1.** $\frac{1}{2}$ l Salzwasser in einem breiten Topf zum Kochen bringen. Den Reis hineinstreuen und zugedeckt bei schwacher Hitze in 20–40 Minuten (je nach Sorte) nur knapp gar kochen.

**2.** Inzwischen die gelbe, die grüne und rote Paprikaschote halbieren, die Schoten waschen, dabei die Kernchen herauswaschen, die weißen Trennwände herausschneiden. Die Hälften in kleine Rauten oder Würfel schneiden.

**3.** Die Paprikarauten nach Geschmack roh lassen oder in den letzten 3–5 Minuten mit dem Reis mitkochen lassen. Den Reis in einem Sieb abtropfen und abkühlen lassen. Wenn die Paprikarauten nicht mitgekocht wurden, diese jetzt unterheben.

**4.** Die Zwiebel schälen und sehr fein würfeln. Mit dem Essig verrühren, mit Salz, schwarzem Pfeffer und Cayennepfeffer kräftig würzen. Die Petersilie waschen, trockenschütteln, hacken und untermischen, dann das Olivenöl kräftig darunterschlagen.

**5.** Den Reis mit dieser Marinade anmachen. Die Salami in feine Streifen schneiden und untermischen. Zugedeckt mindestens 1 Stunde im Kühlschrank ziehen lassen. Den Salat dann nach Belieben noch einmal mit den Gewürzen abschmecken.

# Eier-Oliven-Sandwich

Die Purine stammen bei diesem feinen Sandwich hauptsächlich aus dem Brot. Es enthält aber gleichzeitig viele wertvolle Ballaststoffe und macht auf wohlschmeckende Art für längere Zeit satt.

*Zutaten für 2 Personen:*
*3 Eier*
*4 kleine Scheiben Vollkornbrot*
*20 g Butter*
*Salz*
*schwarzer Pfeffer, frisch gemahlen*
*einige Blätter Eisbergsalat*
*50 g grüne, paprikagefüllte Oliven*
*50 g Edelpilzkäse*

## Vollwertig

Zubereitungszeit: etwa 30 Min.

Pro Portion etwa:
2300 kJ/550 kcal
23 g EW · 30 g F · 42 g KH
• 52 mg gebildete Harnsäure

**1.** $\frac{1}{2}$ l Wasser in einem kleinen Topf aufkochen, die Eier anstechen und hineinlegen, in etwa 7 Minuten hart kochen. Kalt abschrecken und pellen.

**2.** Die Brotscheiben dünn mit der Butter bestreichen, leicht salzen und pfeffern. Den Eisbergsalat putzen, waschen und gründlich wieder trockenschleudern. Etwas zerzupfen, auf die Brotscheiben legen.

**3.** Die Eier und die Oliven quer in Scheiben schneiden und auf 2 Brotscheiben verteilen. Mit Salz und Pfeffer bestreuen.

**4.** Den Edelpilzkäse klein würfeln und ebenfalls aufstreuen. Mit den beiden anderen Brotscheiben bedecken.

*Im Bild oben: Reis-Paprika-Salat*
*Im Bild unten: Eier-Oliven-Sandwich*

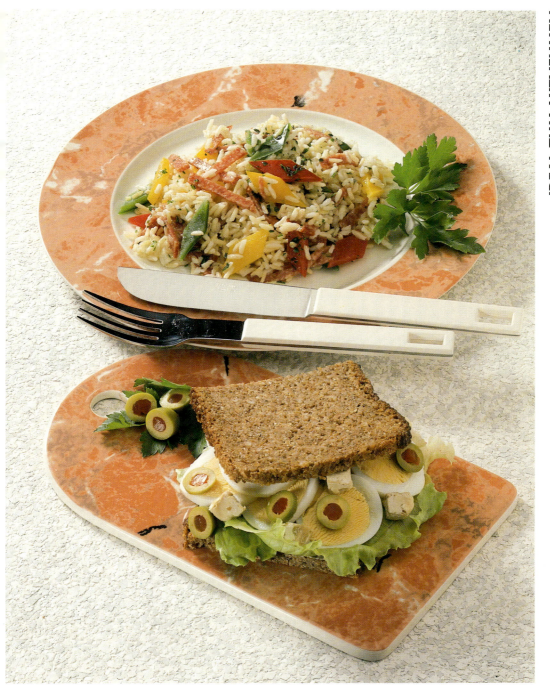

**IDEAL ZUM MITNEHMEN**

*IDEAL ZUM MITNEHMEN*

# Petersilien-Tomaten-Brötchen

Zutaten für 4 Personen:
2 Knoblauchzehen
50 g Walnußkerne
75 ml Olivenöl, kaltgepreßt
3 Bund glatte Petersilie
1 Bund Basilikum
½ unbehandelte Zitrone
Salz
schwarzer Pfeffer, frisch gemahlen
2 Eßl. Parmesan, frisch gerieben
300 g kleine, feste Tomaten
2 Eßl. Kapern
1 kleiner Kopf Radicchiosalat
4 Baguettebrötchen

### Raffiniert

Zubereitungszeit: etwa 30 Min.

Pro Portion etwa:
1700 kJ/400 kcal
10 g EW · 29 g F · 27 g KH
• 20 mg gebildete Harnsäure

**1.** Die Knoblauchzehen schälen und zusammen mit den Walnußkernen und dem Olivenöl in den Mixer geben. Die Kräuter verlesen, waschen, trockenschütteln und mit den Stielen dazugeben. Die Zitronenschale abreiben, den Saft auspressen, beides ebenfalls dazugeben. Alles glatt pürieren.

**2.** Die Kräuterpaste mit Salz und Pfeffer würzen, den Parmesan einrühren.

**3.** Die Tomaten waschen und sehr klein würfeln, die Stielansätze und die Kerne dabei entfernen. Das gewürfelte Fruchtfleisch und die Kapern unter die Kräuterpaste rühren. Nochmals pikant abschmecken.

**4.** Den Radicchiosalat putzen, waschen und gut trockenschleudern. Etwas kleiner zupfen.

**5.** Jedes Baguettebrötchen zweimal waagerecht durchschneiden. Die einzelnen Lagen mit der Kräuterpaste bestreichen, die Brötchen mit Radicchioblättern dazwischen wieder zusammensetzen.

### Tip!

Die würzige Petersilienpaste können sie sehr gut am Vorabend herstellen. In einem gut verschlossenen Glas hält sie sich im Kühlschrank sogar zwei bis drei Tage. Bereiten Sie gleich eine größere Menge zu, und verwenden Sie einen Teil am nächsten Tag als Salatdressing oder Sauce zu frisch gekochten Nudeln.

# Avocado-Puten-Brote

Etwa 3- bis 4mal pro Woche dürfen Sie kleine Fleischportionen genießen. Zum Beispiel in einem feinen Sandwich, das sich gut an den Arbeitsplatz mitnehmen läßt und dort für die nötige Energie am Nachmittag sorgt. Für Kinder sind die Brote ein gesunder Pausensnack.

Zutaten für 2 Personen:
150 g Putenfilet
Salz
schwarzer Pfeffer, frisch gemahlen
1 Teel. Öl
1 Becher Magermilch-Joghurt (150 g)
1 Eßl. Zitronensaft
1 reife Avocado
Tabasco
einige Blätter Radicchiosalat
4 kleine Scheiben Vollkornbrot

### Ideal für Kinder

Zubereitungszeit: etwa 30 Min.

Pro Portion etwa:
2200 kJ/520 kcal
36 g EW · 21 g F · 45 g KH
• 170 mg gebildete Harnsäure

**1.** Das Putenfilet waschen, mit Küchenpapier gründlich trockentupfen und rundherum salzen und pfeffern. Das Öl in einer beschichteten Pfanne erhitzen, das Fleisch darin von beiden Seiten bei starker Hitze scharf anbraten, dann bei etwas schwächerer Hitze noch etwa 4 Minuten von jeder Seite braten. Das Putenfleisch aus der Pfanne nehmen.

**2.** Den Joghurt eventuell abtropfen lassen, mit dem Zitronensaft, Salz und Pfeffer glattrühren.

**3.** Die Avocado rundherum bis auf den Stein einschneiden. Die Hälften durch entgegengesetzte Drehung vom Stein lösen. Den Stein entfernen. Das Fruchtfleisch mit einem Löffel aus der Schale lösen, sofort in einer Schüssel mit einer Gabel zerdrücken und mit dem Joghurt verrühren. Mit Salz und einigen Tropfen Tabasco pikant abschmecken.

**4.** Die Salatblätter waschen und wieder gut trockenschleudern. Etwas zerzupfen. Die 4 Brotscheiben dünn mit etwas Avocadocreme bestreichen, die Salatblätter darauf legen, die übrige Avocadocreme darauf verteilen.

**5.** Das Putenfleisch schräg in ½ cm dicke Scheiben schneiden und auf 2 Brotscheiben arrangieren. Mit den beiden anderen Brotscheiben bedecken.

# Wirsing-Käse-Pastetchen

Gebackenes schmeckt warm und kalt gleichermaßen gut, läßt sich optimal vorbereiten und an den Arbeitsplatz mitnehmen. Hier werden die Pastetchen aus fertigem Blätterteig gebacken, gefüllt sind sie mit feinem Wirsingkohl und würzigem Edelpilzkäse.

*Zutaten für 2 Personen:*
*2 Platten Tiefkühl-Blätterteig (je 75 g)*
*300 g Wirsingkohl*
*1 kleine Zwiebel*
*1 Teel. Öl*
*2 Eier*
*100 g Edelpilzkäse*
*Salz*
*schwarzer Pfeffer, frisch gemahlen*
*etwas Muskatnuß, frisch gerieben*
*Mehl zum Ausrollen*
*Backpapier für das Blech*

### Preiswert

Zubereitungszeit: etwa 1¼ Std.

Pro Portion etwa:
2600 kJ/620 kcal
24 g EW · 44 g F · 32 g KH
• 35 mg gebildete Harnsäure

**1.** Die Blätterteigplatten nebeneinander legen und auftauen lassen.

**2.** Den Wirsing putzen und vierteln, den harten Strunk großzügig herausschneiden. Den Kohl waschen und in sehr feine Streifen schneiden. Die Zwiebel schälen und klein würfeln. Den Backofen auf 200° vorheizen.

**3.** Das Öl in einer beschichteten Pfanne erhitzen, die Zwiebel darin bei mittlerer Hitze glasig werden lassen. Den Wirsing einrühren und einige Minuten unter Rühren mit anschwitzen.

**4.** Den Wirsing in eine Schüssel umfüllen, 1 Ei untermischen. Den Käse kleinschneiden und ebenfalls untermischen. Alles mit Salz, Pfeffer und Muskat kräftig würzen, dabei mit dem Salz sparsam umgehen, denn der Käse ist bereits salzig.

**5.** Den Blätterteig übereinander gelegt auf der leicht bemehlten Arbeitsfläche ausrollen. In 2 Quadrate (etwa 20 × 20 cm) schneiden, jedes Quadrat vierteln.

**6.** Jeweils etwas Wirsingmischung in die Mitte der Teigstücke geben. Das zweite Ei verquirlen, die Teigränder damit einpinseln. Die Teigquadrate zu Dreiecken zusammenschlagen und die Ränder mit den Zinken einer Gabel festdrücken.

**7.** Die Pastetchen mit dem restlichen verquirlten Ei bepinseln. Auf ein mit Backpapier belegtes Blech heben. Im Ofen (Mitte) in etwa 20 Minuten goldbraun backen (Gas: Stufe 3).

**IDEAL ZUM MITNEHMEN**

## Asiatischer Nudelsalat

*IDEAL ZUM MITNEHMEN*

Dieser Salat sollte einige Zeit durchziehen, damit sich die Aromen gut entfalten. Er eignet sich hervorragend zum Mitnehmen an den Arbeitsplatz, für Feste und fürs Picknick – und das Praktische dabei: Sie können ihn schon am Vorabend zubereiten. Nehmen Sie bitte nicht mehr Thunfisch als angegeben, denn 100 g davon enthalten immerhin 290 mg Purine. Aber bereits kleine Mengen wie hier sorgen ja für viel Aroma im Salat.

---
*Zutaten für 4 Personen:*
*2 kleine, rote Chilischoten*
*1 walnußgroßes Stück Ingwer*
*1 Bund Basilikum*
*5 Eßl. Sojasauce*
*4 Eßl. Weißweinessig*
*2 Teel. 5-Gewürz-Pulver (Chinagewürz)*
*1 Teel. gemahlener Koriander*
*5 Eßl. Sojaöl*
*300 g tiefgefrorenes Suppengemüse*
*Salz*
*100 g chinesische Eiernudeln*
*250 g Chinakohl oder Endiviensalat*
*1 kleine Dose Thunfisch naturell, 80 g Gesamtgewicht*

---

### Raffiniert

Zubereitungszeit: etwa 45 Min.

Pro Portion etwa:
1400 kJ / 330 kcal
17 g EW · 18 g F · 23 g KH
• 100 mg gebildete Harnsäure

**1.** Die Chilischoten waschen, putzen, aufschlitzen und entkernen, dann sehr fein hacken. Den Ingwer schälen, ebenfalls sehr klein würfeln. Das Basilikum, wenn nötig, kurz überbrausen, dann wieder trockenschütteln. Einige Basilikumblättchen zum Garnieren beiseite legen, die restlichen fein schneiden.

**2.** Den Chili, den Ingwer und das geschnittene Basilikum mit der Sojasauce, dem Essig, dem 5-Gewürz-Pulver und dem Koriander verrühren, das Öl unterschlagen.

**3.** Das Gemüse in wenig kochendes Salzwasser schütten und darin zugedeckt kurz aufkochen, damit es auftaut. In einem Sieb abtropfen lassen und unter die Marinade ziehen.

**4.** In einem Topf Wasser mit Salz zum Kochen bringen. Die Nudeln hineingeben und nach der Packungsbeschreibung darin garen. In ein Sieb abgießen, unter kaltem Wasser abkühlen und sehr gut abtropfen lassen. Dann zum Gemüse geben.

**5.** Den Chinakohl oder den Endiviensalat putzen, waschen und wieder gut trockenschleudern. In 1–2 cm breite Streifen schneiden. Den Thunfisch abtropfen lassen und zerpflücken, zusammen mit dem Chinakohl unter den Salat mischen. Pikant abschmecken und durchziehen lassen. Dann mit den Basilikumblättchen garnieren und servieren.

### Tip!

Wenn Sie den Salat einige Stunden durchziehen lassen wollen, können Sie die abgezupften Basilikumblättchen zum Garnieren in einer kleinen Plastiktüte frischhalten. Dazu die Blättchen in die Tüte geben, diese aufblasen und fest verschließen. Im Kühlschrank hält sich so Basilikum einige Tage.

*Ein fernöstlicher Newcomer mit Raffinesse ist der Asiatische Nudelsalat. Nudelfans werden ihn schon bald in ihr kulinarisches Repertoire aufgenommen haben.*

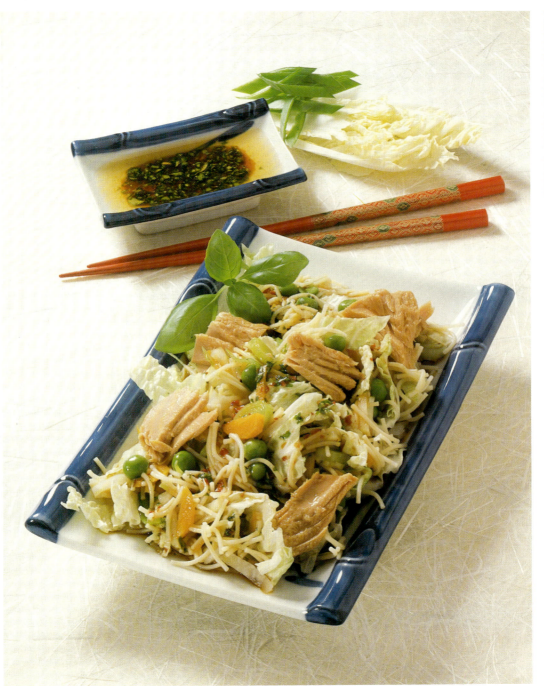

**IDEAL ZUM MITNEHMEN**

*IDEAL ZUM MITNEHMEN*

# Zucchini-törtchen

*Zutaten für 4 Personen für 4 Tortelettförmchen von etwa 12 cm Ø:*
*75 g Magerquark*
*2 EBl. Öl*
*1 kleines Eigelb*
*Salz*
*schwarzer Pfeffer, frisch gemahlen*
*80 g Mehl*
*1 Teel. Backpulver*
*Fett für die Förmchen*
*150 g kleine, schlanke Zucchini*
*2 kleine, feste Tomaten*
*Mehl zum Ausrollen*
*2 EBl. Semmelbrösel*
*2 Eier*
*75 g Crème fraîche*
*1 Teel. gemahlener Kreuzkümmel*
*30 g Emmentaler, frisch gerieben*

## Preiswert

Zubereitungszeit: etwa 1½ Std.

Pro Portion etwa:
1100 kJ/260 kcal
13 g EW · 13 g F · 22 g KH
• 6 mg gebildete Harnsäure

**1.** Den Quark mit dem Öl, dem Eigelb, Salz und Pfeffer verrühren. Das Mehl und das Backpulver mischen, zuerst unter den Quark rühren, dann mit den Händen verkneten, bis ein glatter, geschmeidiger Teig entstanden ist. Zur Kugel formen und in Folie gewickelt mindestens ½ Stunde ruhen lassen.

**2.** Den Backofen auf 200° vorheizen. Die Tortelettförmchen gründlich fetten.

**3.** Inzwischen die Zucchini waschen, in ½ cm dicke Scheiben schneiden. Die Tomaten waschen und in dünne Scheiben schneiden, dabei die Stielansätze und die Kerne entfernen.

**4.** Den Teig auf der leicht bemehlten Arbeitsfläche dünn ausrollen, die Förmchen damit auskleiden. Die Semmelbrösel hineinstreuen. Die Zucchini überlappend in den Förmchen anordnen, die Tomaten nach Belieben dazwischen stecken oder in der Mitte anordnen.

**5.** Die 2 Eier mit der Crème fraîche verquirlen, mit Salz, Pfeffer und Kreuzkümmel würzen. Den Emmentaler einrühren. Die Mischung in den Förmchen verteilen. Die Törtchen im Ofen (Mitte) in etwa 25 Minuten goldgelb backen (Gas: Stufe 3).

# Gemüse-Kräuter-Salat

*Zutaten für 4 Personen:*
*1 Bund junge Möhren (etwa 250 g)*
*2 kleine Kohlrabi*
*1 Bund Radieschen*
*150 g Salatgurke*
*1 mittelgroße Zwiebel*
*1 kleine Knoblauchzehe*
*40 g Walnußkerne*
*1 Bund glatte Petersilie*
*2 Zweige Dill*
*3 EBl. Apfelessig*
*Salz*
*schwarzer Pfeffer, frisch gemahlen*
*4 EBl. Öl, kaltgepreßt*
*1 EBl. Walnußöl*

## Kalorienarm

Zubereitungszeit: etwa 40 Min. (+ 2 Std. Marinierzeit)

Pro Portion etwa:
800 kJ/190 kcal
4 g EW · 15 g F · 10 g KH
• 33 mg gebildete Harnsäure

**1.** Die Möhren putzen und waschen. Den Kohlrabi schälen oder abziehen, die Radieschen putzen und waschen. Jeweils etwas zartes Blattgrün beiseite legen. Die Gurke waschen.

**2.** Die Möhren, die Kohlrabiknollen und die Gurke in 1 cm kleine Würfel, die Radieschen in dünne Scheiben schneiden. Die Zwiebel und den Knoblauch fein würfeln, in eine Salatschüssel geben. 4 Walnußkerne beiseite legen, die restlichen fein hacken und untermischen. Die Petersilie, das beiseite gelegte Blattgrün und den Dill ebenfalls fein hacken. Zu den Zwiebel- und Knoblauchwürfeln geben.

**3.** Den Essig einrühren, alles mit Salz und Pfeffer kräftig würzen. Dann beide Ölsorten gründlich unterschlagen. Das Dressing abschmecken, alles Gemüse darin wenden und mindestens 2 Stunden ziehen lassen. Eventuell nachwürzen. Den Salat anrichten und mit den beiseite gelegten Walnußhälften garnieren.

*Im Bild oben: Zucchinitörtchen*
*Im Bild unten: Gemüse-Kräuter-Salat*

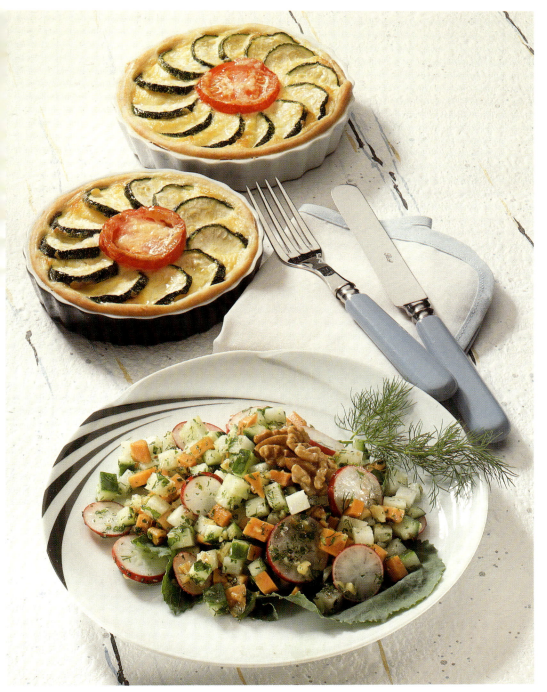

IDEAL ZUM MITNEHMEN

## LEICHTE VORSPEISEN

# Zucchini-Paprika-Rohkost

Rohkost sollte bei jeder gesunden Ernährung oft auf den Tisch kommen. Zwar liefert rohes Gemüse auch Purine, es gehört aber zu den Lebensmitteln mit einem Überschuß an Basen (siehe Seite 8) und wirkt sich somit positiv auf den Harnsäurespiegel aus.

*Zutaten für 4 Personen:*
*2 rote Paprikaschoten*
*Salz*
*schwarzer Pfeffer, frisch gemahlen*
*einige Tropfen Tabasco*
*250 g Zucchini*
*1 Schalotte*
*1 Knoblauchzehe*
*2 Eßl. Essig*
*3 Eßl. Olivenöl, kaltgepreßt*

## Kalorienarm

Zubereitungszeit: etwa 30 Min.

Pro Portion etwa:
350 kJ/83 kcal
2 g EW · 7 g F · 4 g KH
• 57 mg gebildete Harnsäure

**1.** Die Paprikaschoten putzen, halbieren, die Kernchen und die Trennhäute entfernen. Die Hälften waschen. Eine Hälfte sehr fein würfeln, die drei anderen Hälften mit dem Pürierstab oder im Mixer pürieren und durch ein Sieb passieren.

**2.** Das Püree mit Salz, Pfeffer und Tabasco würzig abschmecken und auf 4 Tellern verteilen.

**3.** Die Zucchini waschen und putzen. In feine Stifte schneiden oder grob raspeln.

**4.** Die Schalotte und die Knoblauchzehe schälen und fein würfeln. Mit dem Essig verrühren, mit Salz und Pfeffer würzen. Das Öl darunterschlagen.

**5.** Die Zucchinistifte in dieser Marinade wenden, eventuell nochmals abschmecken, dann auf der Paprikasauce anrichten. Die Paprikawürfelchen darüber streuen und die Rohkost sofort servieren.

# Kartoffel-Cremesuppe

*Zutaten für 4 Personen:*
*600 g mehligkochende Kartoffeln*
*1 mittelgroße Zwiebel*
*8 Wacholderbeeren*
*½ Teel. getrocknete Fenchelsamen*
*3 Teel. Öl*
*Salz*
*schwarzer Pfeffer, frisch gemahlen*
*2 kleine, feste Tomaten*
*½ Bund Schnittlauch*
*4 Eßl. Sahne*

## Preiswert

Zubereitungszeit: etwa 50 Min.

Pro Portion etwa:
700 kJ/170 kcal
4 g EW · 7 g F · 22 g KH
• 11 mg gebildete Harnsäure

**1.** Die Kartoffeln schälen und grob würfeln. Die Zwiebel schälen und klein würfeln.

**2.** Die Wacholderbeeren und die Fenchelsamen zusammen im Mörser fein zerdrücken.

**3.** 2 Teelöffel Öl in einen breiten Topf geben, die Zwiebelwürfel darin bei mittlerer Hitze glasig werden lassen. Die Gewürzmischung einrühren und kurz mit anrösten, dann die Kartoffeln dazugeben.

**4.** Mit 1 l Wasser ablöschen, salzen und die Kartoffeln zugedeckt in etwa 20 Minuten gar kochen. Dann im Mixer glatt pürieren, wieder aufkochen, mit Salz und Pfeffer abschmecken.

**5.** Inzwischen die Tomaten waschen und klein würfeln, dabei die Stielansätze und Kerne entfernen. Den Schnittlauch waschen, trockenschütteln und in Röllchen schneiden. Das restliche Öl in einer kleinen Pfanne erhitzen, die Tomatenwürfel etwa 2 Minuten darin schwenken. Salzen und pfeffern, die Schnittlauchröllchen untermischen.

**6.** Die Suppe in Teller verteilen, die Tomatenmischung aufstreuen und die Sahne darüber träufeln.

*Im Bild oben:*
*Zucchini-Paprika-Rohkost*
*Im Bild unten: Kartoffel-Cremesuppe*

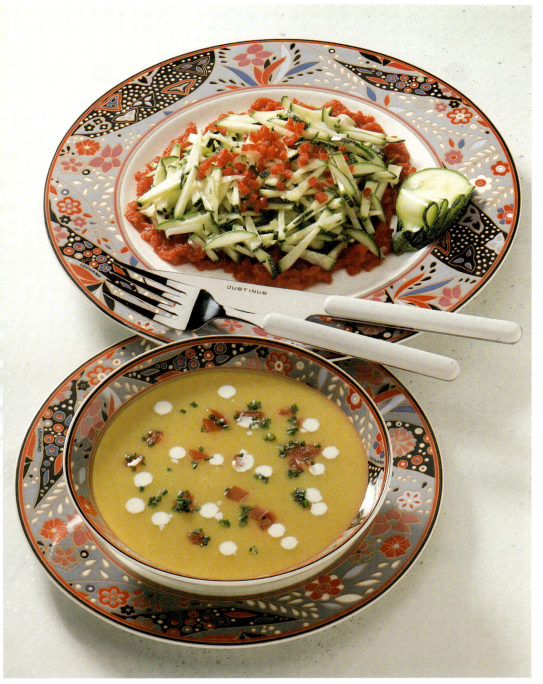

*LEICHTE VORSPEISEN*

**LEICHTE VORSPEISEN**

# Scharfe Spätzlesuppe

Für Suppen sollten Sie stets Gemüsebrühe verwenden. 1 l davon enthält nur 45 mg Purine, bei Fleischbrühe sind es mindestens 350 mg. Bei Gemüsebrühe können Sie auf Instantpulver aus dem Glas oder auf Brühwürfel zurückgreifen, außerdem gibt es hochwertigen, feinen Gemüsefond im Glas. Noch feiner: Sie kochen aus verschiedenen frischen Gemüsen, Gewürzen und vielen Kräutern selbst eine kräftig-aromatische Brühe. Bereiten Sie gleich eine größere Menge zu und frieren Sie einen Teil portionsweise ein.

| Zutaten für 4 Personen: |
| --- |
| 150 g Spätzle (Trockenware) |
| Salz |
| 1 frische rote Chilischote |
| ¾ l Gemüsebrühe |
| 1 Paket passierte Tomaten (500 g) |
| schwarzer Pfeffer, frisch gemahlen |
| 1 kleine Avocado |
| 1 EBl. Zitronensaft |

## Preiswert

Zubereitungszeit: etwa 20 Min.

Pro Portion etwa:
950 kJ/230 kcal
8 g EW · 8 g F · 30 g KH
• 35 mg gebildete Harnsäure

**1.** Die Spätzle in reichlich kochendem Salzwasser nach Packungsbeschreibung knapp bißfest kochen. Abgießen, kalt abbrausen und gut abtropfen lassen.

**2.** Inzwischen die Chilischote putzen, aufschlitzen und die kleinen Kernchen entfernen. Die Schote dann waschen und sehr fein würfeln.

**3.** Die Gemüsebrühe aufkochen, die Chiliwürfelchen hineingeben. Das passierte Tomatenfruchtfleisch einrühren, die Suppe erneut aufkochen. Mit Salz und Pfeffer würzig und scharf abschmecken.

**4.** Die Avocado ringsherum bis auf den Stein einschneiden, die Hälften durch entgegengesetzte Drehung voneinander trennen, den Stein entfernen. Das Fruchtfleisch aus den Schalen lösen und klein würfeln, mit dem Zitronensaft beträufeln und pfeffern.

**5.** Die Spätzle in der Brühe wieder erhitzen. Die Suppe in Teller verteilen. Zum Servieren die Avocadowürfel daraufgeben.

# Käsesoufflé

| Zutaten für 4 Personen: |
| --- |
| Fett für die Förmchen |
| 3 EBl. gemahlene Mandeln für die Förmchen |
| 100 g Butter |
| 100 g Mehl |
| 300 ml Milch |
| 80 g Edelpilzkäse |
| 80 g Emmentaler, fein gerieben |
| 6 Eier |
| 40 g saure Sahne |
| schwarzer Pfeffer, frisch gemahlen |
| ¼ Teel. Paprikapulver, rosenscharf |
| Salz |
| 1 Bund Basilikum |

## Für Gäste

Zubereitungszeit: etwa 1 Std.

Pro Portion etwa:
2800 kJ/670 kcal
27 g EW · 51 g F · 24 g KH
• 10 mg gebildete Harnsäure

**1.** Den Backofen auf 200° vorheizen. 4 feuerfeste Förmchen gründlich mit Fett ausstreichen und mit den gemahlenen Mandeln ausstreuen.

**2.** Die Butter in einem Topf zerlassen. Das Mehl hineinstreuen und unter Rühren bei mittlerer Hitze goldgelb anschwitzen. Nach und nach die Milch mit dem Schneebesen unterschlagen. Kurz durchkochen, die Sauce dann vom Herd ziehen.

**3.** Den Edelpilzkäse würfeln und in der Sauce schmelzen lassen, dann auch den Emmentaler einrühren und ebenfalls schmelzen lassen.

. Die Eier trennen. Die Eigelbe
nd die saure Sahne unter die
auce rühren, mit Pfeffer, dem
osenpaprikapulver und wenig
alz pikant abschmecken. Das
asilikum ohne die groben Stiele
ein schneiden und unterrühren.

. Die Eiweiße steif schlagen,
abei 1 Prise Salz dazugeben.
uf die Käsemasse geben und
orsichtig, aber gründlich unter-
eben. Die Masse in die vor-
ereiteten Förmchen füllen. Im
Ofen (Mitte) etwa 25 Minuten
acken (Gas: Stufe 3). Zwi-
chendurch die Backofentür nicht
ffnen.

## Tip!

Als Beilage schmeckt ein
würziger Tomatensalat be-
sonders gut. Rühren Sie unter die Vinaigrette ebenfalls
etwas feingeschnittenes
Basilikum – dieses edle
Küchenkraut verleiht auch
dem Soufflé eine besondere
Note.

# Eisbergsalat mit Nußsauce

Knackiger Salat mit einer raffinierten Sauce, die aus gemahlenen und gerösteten Nüssen
besteht.

*Zutaten für 4 Personen:*
*50 g Walnußkerne*
*20 g Haselnußkerne*
*300 ml Milch*
*1 Teel. Tomatenmark*
*Salz*
*schwarzer Pfeffer, frisch gemahlen*
*¼ Teel. Chilipulver*
*1 kleiner Kopf Eisbergsalat*
*1 Bund glatte Petersilie*
*4 EBl. Weißweinessig*
*4 EBl. Öl, kaltgepreßt*

## Raffiniert

Zubereitungszeit: etwa 40 Min.

Pro Portion etwa:
1000 kJ/240 kcal
6 g EW · 22 g F · 7 g KH
● 9 mg gebildete Harnsäure

**1.** Einige Walnüsse hacken und
beiseite stellen. Die übrigen
Walnüsse und die Haselnüsse
durch die Mandelmühle drehen.

**2.** Alle Nüsse in einer Pfanne
ohne Fettzugabe unter Rühren
goldbraun rösten. Mit der Milch
ablöschen, die Sauce leicht cremig einkochen lassen. Mit dem
Tomatenmark, Salz, schwarzem
Pfeffer und dem Chilipulver würzig abschmecken, dann abkühlen lassen.

**3.** Inzwischen den Eisbergsalat
waschen und putzen, dann wieder gut trockenschleudern. Den
Salat in 2 cm breite Streifen
schneiden.

**4.** Die Petersilie waschen, trok-
kenschütteln und fein hacken.
Mit dem Essig verrühren, mit
Salz und Pfeffer würzen. An-
schließend das Öl mit einem
Schneebesen unterschlagen.

**5.** Den Eisbergsalat gründlich
darin wenden und auf 4 Tellern
verteilen. Die Nußsauce darüber
träufeln, die gehackten Walnüsse aufstreuen, den Salat sofort
servieren.

**Varianten:**
Die Nußsauce paßt zu allen
knackigen, robusten Blattsalaten
– mischen Sie beispielsweise Eis-
berg- und würzigen Radicchiosalat. Für zarten Kopfsalat hingegen müßten Sie die Sauce mit
Sahne oder Milch leichter und
flüssiger machen, so ist sie zu
üppig und schwer. Der Ge-
schmack der Sauce läßt sich ab-
wandeln und noch verfeinern,
wenn Sie Pinien- und Cashew-
kerne verwenden.

*LEICHTE VORSPEISEN*

## LEICHTE VORSPEISEN

# Gemüsesuppe mit Gerstenrauten

Gemüsebrühe bekommen Sie in jedem Reformhaus, inzwischen aber auch in vielen Supermärkten. Weichen Sie nicht auf Fleischbrühe aus, sie enthält sehr viele Purine.

*Zutaten für 4 Personen:*
*200 ml Milch*
*50 g Gerstenschrot (Reformhaus, Naturkostladen)*
*Salz*
*schwarzer Pfeffer, frisch gemahlen*
*Muskatnuß, frisch gerieben*
*1 Bund glatte Petersilie*
*Fett für die Form*
*200 g Möhren*
*200 g Kohlrabi*
*150 g Lauch*
*1 l Gemüsebrühe*
*1 Eßl. Butter*

**Preiswert • Raffiniert**

Zubereitungszeit: etwa 1 Std.

Pro Portion etwa:
680 kJ/160 kcal
7 g EW · 7 g F · 19 g KH
• 52 mg gebildete Harnsäure

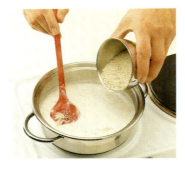

**1.** Die Milch in einem kleinen Topf aufkochen. Den Gerstenschrot hineinstreuen, mit Salz, Pfeffer und etwas Muskat würzen. Zugedeckt auf der ausgeschalteten Platte in etwa 15 Minuten ausquellen lassen.

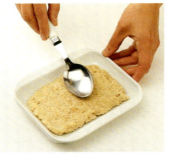

**2.** Inzwischen die Petersilie waschen, trockenschütteln, und ohne die groben Stiele fein hakken. Dann unter den Schrot rühren. Eine eckige Form fetten, den Schrot darin etwa 1 cm hoch glattstreichen und erkalten lassen.

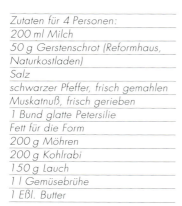

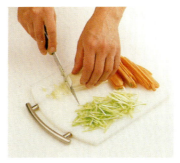

**3.** Alles Gemüse putzen und waschen. Die Möhren und den Kohlrabi zuerst längs in dünne Scheiben, die Scheiben dann in feine Juliennestreifen schneiden. Den Lauch in 5 cm lange Stücke zerteilen, diese dann längs in feine Streifen schneiden. Die Brühe aufkochen, abschmecken und das Gemüse darin knapp 5 Minuten zugedeckt kochen lassen.

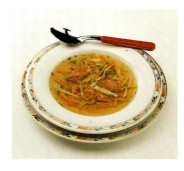

**4.** Den abgekühlten Schrot in der Form in kleine Rauten schneiden. Die Butter in einer Pfanne aufschäumen. Die Gerstenrauten mit einem Messer aus der Form lösen, in der Butter von jeder Seite etwa 2 Minuten braten. Die Suppe nochmals abschmecken und mit den Gerstenrauten als Einlage servieren.

# Möhrenplätzchen mit Kressecreme

| Zutaten für 4 Personen: |
| --- |
| 250 g Speisequark (20 % Fett) |
| 75 ml Milch |
| Salz |
| schwarzer Pfeffer, frisch gemahlen |
| 2 Kästchen Kresse |
| 1 Bund glatte Petersilie |
| 200 g Möhren |
| 150 g mehligkochende Kartoffeln |
| 2 Eier |
| 1–2 Eßl. Vollkorn-Semmelbrösel |
| ½ Teel. gemahlener Koriander |
| 3 Eßl. Öl |
| ½ Bund Radieschen |

**Vollwertig • Ideal für Kinder**

Zubereitungszeit: etwa 1 Std.

Pro Portion etwa:
1000 kJ/240 kcal
14 g EW · 13 g F · 16 g KH
• 21 mg gebildete Harnsäure

**LEICHTE VORSPEISEN**

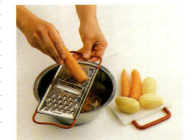

**1.** Den Quark mit der Milch verrühren, mit Salz und Pfeffer würzig abschmecken. Die Kresse vom Beet schneiden. Etwas Kresse zum Garnieren beiseite legen, die übrige unter den Quark rühren, die Petersilie hacken und ebenfalls unterrühren.

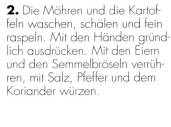

**2.** Die Möhren und die Kartoffeln waschen, schälen und fein raspeln. Mit den Händen gründlich ausdrücken. Mit den Eiern und den Semmelbröseln verrühren, mit Salz, Pfeffer und dem Koriander würzen.

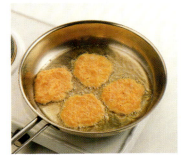

**3.** Etwas Öl in einer beschichteten Pfanne oder Edelstahlpfanne erhitzen. Je 1 gehäuften Eßlöffel Möhrenmasse hineingeben, mit einem Löffel etwas flachdrücken und formen. Bei schwacher Hitze von jeder Seite etwa 4 Minuten braten, dann aus der Pfanne nehmen und warm halten.

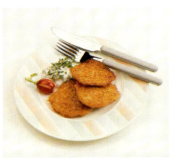

**4.** Nach und nach etwa 12 Plätzchen braten, dabei immer wieder etwas Öl in die Pfanne geben und die Pfanne zwischendurch rütteln, damit nichts anbrennt. Je 3 Plätzchen mit Quark anrichten. Die Radieschen putzen, dekorativ zurechtschneiden und dazulegen. Die Portionen mit Kresse garnieren.

*LEICHTE VORSPEISEN*

## Suppe von roten Beten

Zutaten für 4 Personen:
125 g Sahne
Salz
schwarzer Pfeffer, frisch gemahlen
1–2 EBl. geriebener
Meerrettich aus dem Glas
600 g rote Beten
1 EBl. Öl
¾ l Gemüsebrühe
etwas abgeriebene
Zitronenschale, unbehandelt
½ Bund Schnittlauch

### Raffiniert • Gelingt leicht

Zubereitungszeit: etwa 1½ Std.

Pro Portion etwa:
1100 kJ/260 kcal
5 g EW · 21 g F · 16 g KH
• 34 mg gebildete Harnsäure

**1.** Ein Drittel der Sahne steif schlagen. Mit Salz, Pfeffer und Meerrettich nach Geschmack würzen. In einen Spritzbeutel mit Sterntülle füllen und kleine Rosetten auf eine gefrierbeständige Platte spritzen. Im Tiefkühlgerät gefrieren lassen.

**2.** Inzwischen die roten Beten gründlich waschen, in kochendem Wasser je nach Größe der Rüben 45–60 Minuten garen. Anschließend kalt abbrausen, die Schalen abziehen, die Rüben grob würfeln.

**3.** Das Öl in einem Topf nicht zu stark erhitzen, die roten Beten darin unter Rühren anschwitzen. Mit etwas Brühe ablöschen.

**4.** Die roten Beten direkt im Topf mit dem Pürierstab oder im Mixer glatt pürieren. Das Gemüse wieder aufkochen, die übrige Gemüsebrühe und die übrige Sahne einrühren. Die Suppe aufkochen, mit abgeriebener Zitronenschale, Salz und Pfeffer pikant abschmecken.

**5.** Den Schnittlauch fein schneiden. Zum Servieren die Suppe in Teller verteilen, die Sahne-Rosetten und den Schnittlauch daraufgeben.

## Bunter Salat mit Eierstich

Zutaten für 4 Personen:
4 Eier
150 ml Milch
100 g Sahne
Salz
schwarzer Pfeffer, frisch gemahlen
Muskatnuß, frisch gerieben
2 EBl. feingehackte Petersilie
Fett für die Form
1 mittelgroße Zwiebel
2 EBl. Aceto balsamico
(Balsamessig)
1 EBl. Zitronensaft
6 EBl. Olivenöl, kaltgepreßt
je einige Blätter grüner Salat,
Eichblattsalat, Radicchiosalat und
Lollo rosso (oder nur 1 Salatsorte)

### Preiswert

Zubereitungszeit: etwa 45 Min.

Pro Portion etwa:
1400 kJ/330 kcal
10 g EW · 32 g F · 5 g KH
• 6 mg gebildete Harnsäure

**1.** Die Eier, die Milch und die Sahne verquirlen, mit Salz, Pfeffer und Muskat würzen, die Petersilie unterziehen. Nicht schaumig rühren, sonst wird der Eierstich später großporig.

**2.** Eine feuerfeste Form gründlich fetten, die Eiermilch hineingießen. Mit Alufolie verschließen. Ein Küchentuch in einen breiten Topf legen, die Form darauf stellen. Soviel heißes Wasser in den Topf füllen, daß es genauso hoch ist wie die Eiermilch.

**3.** Das Wasser einmal kurz aufkochen. Dann die Eiermilch bei ganz schwacher Hitze zugedeckt in etwa 30 Minuten stocken lassen (das Wasser darf dabei nicht kochen).

**4.** Inzwischen für den Salat die Zwiebel schälen und sehr fein würfeln. Mit dem Essig und dem Zitronensaft verrühren, mit Salz und Pfeffer kräftig würzen. Dann das Öl darunterschlagen.

**5.** Die Salatblätter putzen, waschen, gründlich trockenschleudern und mundgerecht zerzupfen. In der Marinade wenden, auf 4 Tellern verteilen.

**6.** Den fertig gestockten Eierstich aus der Form stürzen. Kleinschneiden und auf den Salat streuen.

*Bild oben: Suppe von roten Beten*
*Bild unten: Bunter Salat mit Eierstich*

# LEICHTE VORSPEISEN

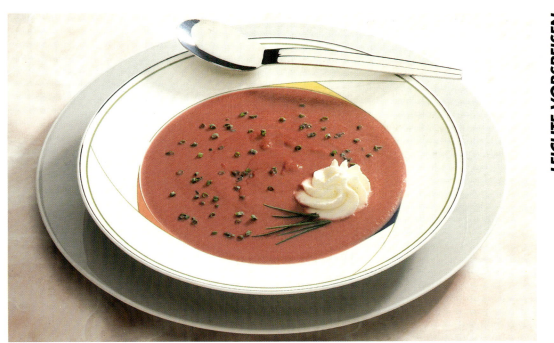

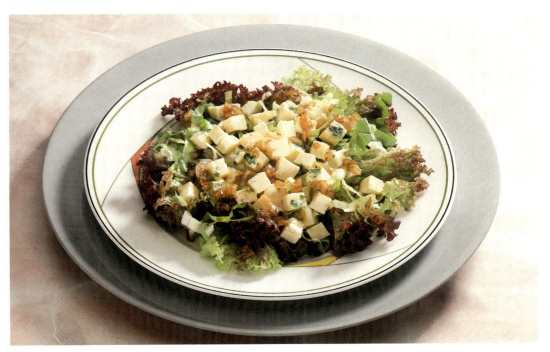

*ABWECHSLUNGSREICHE HAUPTGERICHTE*

## Knoblauch-Kräuter-Kartoffeln

Kartoffeln gehören zu den purinarmen und damit empfehlenswerten Lebensmitteln. Bringen Sie sie häufig auf den Tisch, sie versorgen uns optimal mit wertvollen Inhaltsstoffen, sättigen auf delikate Weise, liefern dabei aber nur wenig Kalorien. Hier werden sie in der Pfanne geschmort, mit Knoblauch, Schalotten und Oliven verfeinert und mit kräuterwürzigem Quark gesund ergänzt.

*Zutaten für 4 Personen:*
*1 kg kleine neue Kartoffeln*
*150 g Schalotten*
*3 Knoblauchzehen*
*1 Eßl. Butter*
*3 Eßl. Olivenöl*
*Salz*
*schwarzer Pfeffer, frisch gemahlen*
*4 Eßl. gehackte Kräuter (zum Beispiel Rosmarin, Majoran, Petersilie, Borretsch)*
*2 Fleischtomaten*
*500 g Speisequark (20 % Fett)*
*einige Tropfen Tabasco*
*75 g grüne, paprikagefüllte Oliven*
*Kräuter zum Garnieren*

### Vollwertig

Zubereitungszeit: etwa 1 Std.

Pro Portion etwa:
1600 kJ/380 kcal
24 g EW · 13 g F · 45 g KH
• 33 mg gebildete Harnsäure

**1.** Die Kartoffeln waschen und kräftig abbürsten. Die Schalotten und den Knoblauch schälen, in feine Spalten beziehungsweise dünne Scheiben schneiden.

**2.** Die Butter und das Olivenöl in einer großen, schweren Pfanne nicht zu stark erhitzen, die Schalotten und den Knoblauch darin kurz anbraten.

**3.** Die Kartoffeln rundherum mit anbraten. Salzen und pfeffern, die Kräuter einrühren. Mit 5 Eßlöffeln Wasser ablöschen, sehr gut zugedeckt etwa 30 Minuten bei schwacher Hitze schmoren. Die Pfanne zwischendurch mehrfach rütteln.

**4.** Inzwischen die Tomaten waschen, von den Stielansätzen befreien, sehr fein würfeln und mit dem Quark verrühren. Mit Salz, Pfeffer und einigen Tropfen Tabasco abschmecken.

**5.** Die Oliven quer halbieren und zu den Kartoffeln geben, einige Minuten miterhitzen. Die Kräuterkartoffeln mit dem Quark anrichten, die Portionen mit Kräutern garnieren.

## Auberginen auf Tomatencreme

Auberginen, auf völlig neue Art gefüllt: Das violette Gemüse wird nicht halbiert, sondern in Scheiben geschnitten, und diese werden ausgehöhlt, mit einer würzigen Speck-Zwiebel-Mischung gefüllt, gebraten und auf einem cremigen Tomatenbett angerichtet.

*Zutaten für 4 Personen:*
*2 dicke Auberginen (je 300 g)*
*4 Eßl. Olivenöl*
*Salz*
*schwarzer Pfeffer, frisch gemahlen*
*75 g durchwachsener Räucherspeck ohne Schwarte*
*1 Bund Frühlingszwiebeln*
*1 Knoblauchzehe*
*1 Paket passierte Tomaten (500 g)*
*100 g Sahne*
*1 Teel. getrockneter Thymian*

### Preiswert

Zubereitungszeit: etwa 1 Std.

Pro Portion etwa:
1400 kJ/330 kcal
7 g EW · 27 g F · 12 g KH
• 73 mg gebildete Harnsäure

**1.** Die Auberginen waschen, putzen und in 3 cm dicke Scheiben schneiden. 3 Eßlöffel Öl in einer Pfanne erhitzen, die Auberginenscheiben darin bei mittlerer Hitze von jeder Seite etwa 3 Minuten braten. Auf beiden Seiten salzen und pfeffern. Aus der Pfanne nehmen und auf Küchenpapier abtropfen lassen.

**2.** Die Auberginenscheiben etwas abkühlen lassen, dann mit einem scharfkantigen Löffel oder einem Kugelausstecher vorsichtig etwas Fruchtfleisch aus den Scheiben herauslösen, so daß Körbchen entstehen. Das ausgelöste Fruchtfleisch fein würfeln.

**3.** Den Speck klein würfeln. Die Frühlingszwiebeln putzen und waschen. Die weißen Teile fein würfeln, das Grün in dünne Ringe schneiden. Den Knoblauch schälen und zerdrücken.

**4.** Den Speck in die Pfanne geben, bei schwacher Hitze auslassen. Die weißen Zwiebelteile und den Knoblauch mit anschwitzen, die Auberginenwürfel und den größten Teil des Zwiebelgrüns untermischen. Alles pfeffern und etwa 5 Minuten köcheln lassen.

**5.** Die passierten Tomaten, die Sahne und den Thymian in einem Topf bei starker Hitze etwas einkochen lassen. Mit Salz und Pfeffer pikant würzen.

**6.** Die Speckmischung in die Auberginenkörbchen füllen. Das restliche Öl in der Pfanne erhitzen, die Körbchen noch etwa 8 Minuten von der Unterseite braten. Auf der Tomatencreme anrichten, das übrige Zwiebelgrün darüber streuen.

# Püree-Eier-Gratin

Sahniges Kartoffelpüree und Eier sind eine gesunde, eiweißreiche Kombination – falls Sie nicht Ihren Cholesterinspiegel im Auge behalten müssen. Bei diesem Rezept kommt etwas (!) gekochter Schinken dazu, dann wird alles im Ofen goldgelb überbacken.

*Zutaten für 4 Personen:*
*1 kg mehligkochende Kartoffeln*
*Salz*
*Fett für die Form*
*6 Eier*
*200 ml Milch*
*40 g Butter*
*schwarzer Pfeffer, frisch gemahlen*
*Muskatnuß, frisch gerieben*
*5 EßI. gehackte, gemischte Kräuter (zum Beispiel Petersilie, Schnittlauch, Basilikum)*
*100 g gekochter Schinken in dünnen Scheiben*
*2 EßI. Semmelbrösel*
*50 g Emmentaler, frisch gerieben*

## Preiswert

Zubereitungszeit: etwa 1¼ Std.

Pro Portion etwa:
2100 kJ/500 kcal
25 g EW · 27 g F · 38 g KH
• 45 mg gebildete Harnsäure

**1.** Die Kartoffeln schälen, waschen und in Salzwasser gar kochen.

**2.** Den Backofen auf 225° vorheizen. Eine breite, feuerfeste Form gründlich fetten.

**3.** Die Eier anstechen und in wenig kochendem Wasser in 7 Minuten hart kochen. Kalt abschrecken, pellen und vierteln.

**4.** Die Kartoffeln gut abtropfen lassen und sofort durch die Kartoffelpresse drücken. Die Milch erhitzen und unter die Kartoffelmasse rühren.

**5.** Die Butter klein würfeln und dazugeben. Das Püree mit Salz, Pfeffer und etwas Muskat würzen, alles mit einem Schneebesen kräftig verrühren, bis die Butter geschmolzen ist. Zum Schluß die Kräuter einrühren.

**6.** Das Kartoffelpüree in die vorbereitete Form umfüllen. Die Eier mit den Schnittflächen nach oben leicht hineindrücken, den Schinken klein würfeln und dazwischen verteilen.

**7.** Die Semmelbrösel und den Emmentaler darüber streuen. Das Gratin in den Backofen (Mitte) stellen und in etwa 10 Minuten goldgelb gratinieren (Gas: Stufe 4).

**ABWECHSLUNGSREICHE HAUPTGERICHTE**

# Spargel mit Avocado-Mandel-Ei

Spargel sollte bei einer purinarmen Ernährung zwar nicht im Mittelpunkt stehen (in 100 g stecken 30 mg Purine), ab und zu können Sie ihn aber trotzdem genießen.

| Zutaten für 4 Personen: |
| --- |
| 2 kg Spargel |
| Salz |
| 6 Eier |
| 1/8 l Milch |
| 2 Eßl. gemahlene Mandeln |
| 1 Eßl. gehackte Mandeln |
| schwarzer Pfeffer, frisch gemahlen |
| 1/4 Teel. gemahlener Koriander |
| 2 reife Avocados |
| 2 Eßl. Zitronensaft |
| 3 Eßl. Butter |

## Für Gäste

Zubereitungszeit: etwa 1 Std.

Pro Portion etwa:
1900 kJ/450 kcal
23 g EW · 41 g F · 10 g KH
• 139 mg gebildete Harnsäure

**1.** Den Spargel sorgfältig putzen und schälen. In Salzwasser in 10–20 Minuten (je nach Dicke der Stangen) gar kochen.

**2.** Inzwischen die Eier mit der Milch verquirlen, die gemahlenen und die gehackten Mandeln einrühren, mit Salz, Pfeffer und dem Koriander würzen.

**3.** Die Avocados halbieren, das Fruchtfleisch aus den Schalen lösen und 1 cm groß würfeln. Sofort mit dem Zitronensaft beträufeln.

**4.** Wenn der Spargel fast gar ist, die Butter in 2 Pfannen aufschäumen. Die Eiermilch hineingießen und ganz kurz stocken lassen. Dann die Avocadowürfel darüber verteilen. Die Eier nur leicht von außen nach innen schieben, stocken lassen.

**5.** Den Spargel abtropfen lassen und zusammen mit dem Avocado-Ei anrichten. Pfeffer aus der Mühle darüber geben.

# Zucchininudeln

| Zutaten für 4 Personen: |
| --- |
| 1 kg Fleischtomaten |
| 1 große Zwiebel |
| 1 Eßl. Öl |
| 1 Knoblauchzehe |
| Salz |
| schwarzer Pfeffer, frisch gemahlen |
| Paprikapulver, edelsüß |
| 500 g Zucchini |
| 250 g Bandnudeln |
| 1 Bund Basilikum |
| 30 g Parmesan (im Stück) |

## Rezept zum Titelbild

Zubereitungszeit: etwa 1 Std.

Pro Portion etwa:
2000 kJ/480 kcal
28 g EW · 19 g F · 51 g KH
• 80 mg gebildete Harnsäure

**1.** Die Tomaten über Kreuz einritzen, kurz in kochendes Wasser legen, dann die Haut abziehen. Die Tomaten ohne den Stengelansatz klein würfeln.

**2.** Die Zwiebel ebenfalls klein würfeln. Das Öl in einer Pfanne erhitzen und die Zwiebel darin glasig werden lassen. Den Knoblauch dazupressen. Die Tomaten einrühren, eventuell etwas Wasser angießen, falls die Tomaten zu fest sind. Das Ragout mit Salz, Pfeffer und etwas Paprikapulver würzen und bei schwacher Hitze leicht köcheln lassen. Es soll jedoch nicht zur glatten Sauce verkochen.

**3.** Inzwischen die Zucchini waschen, von Blüten- und Stengelansatz befreien, längs in 1/2 cm dicke Scheiben, diese dann in bandnudelbreite Streifen schneiden.

**4.** Die Bandnudeln in reichlich Salzwasser nach der Packungsbeschreibung knapp bißfest kochen. Die letzten 3–4 Minuten die Zucchinistreifen dazugeben und mitgaren. Beides in ein Sieb abgießen und abtropfen lassen.

**5.** Das Basilikum, nur wenn nötig, kurz überbrausen und trockenschütteln, dann in feine Streifen schneiden und unter das Tomatenragout mischen. Das Ragout nochmals pikant abschmecken und zu den Zucchininudeln servieren. Den Parmesan mit dem Sparschäler in groben Spänen abhobeln und aufstreuen.

*Im Bild oben:*
*Spargel mit Avocado-Mandel-Ei*
*Im Bild unten: Zucchininudeln*

ABWECHSLUNGSREICHE HAUPTGERICHTE

# Gemüse-Cannelloni

Cannelloni – die gefüllten Nudelrollen – gehören zu den beliebtesten Klassikern der italienischen Pasta-Küche. Meist werden sie mit Hackfleisch gefüllt, bei dieser leichteren und vor allem purinärmeren Variante versteckt sich jedoch knackiges Gemüse und cremiger Quark darin.

---
*Zutaten für 4 Personen:*
*500 g Wirsing*
*2 Teel. Öl*
*2 Knoblauchzehen*
*Salz*
*schwarzer Pfeffer, frisch gemahlen*
*Muskatnuß, frisch gerieben*
*Fett für die Form*
*2 Bund Suppengemüse (Möhren, Lauch, Sellerie)*
*50 g Butter*
*500 g Magerquark*
*200 g Doppelrahm-Frischkäse*
*2 Eier*
*2 Bund glatte Petersilie*
*250 g Cannelloni, ohne Vorkochen verwendbar*
*40 g Parmesan, frisch gerieben*

---

**Preiswert
Ideal für Kinder**

Zubereitungszeit: etwa 1½ Std.

Pro Portion etwa:
3200 kJ/760 kcal
43 g EW · 41 g F · 53 g KH
• 70 mg gebildete Harnsäure

**1.** Den Wirsing vom Strunk befreien, putzen und gründlich waschen. In 1–2 cm breite Streifen schneiden. Das Öl in einem Topf erhitzen, den Wirsing darin bei schwacher Hitze unter Rühren einige Minuten anschwitzen. Den Knoblauch zerdrücken und dazugeben. Das Gemüse mit Salz, Pfeffer und etwas Muskat würzen und zugedeckt noch etwa 3 Minuten bei schwacher Hitze dünsten.

**2.** Eine feuerfeste Form gründlich fetten, den Wirsing hineinfüllen.

**3.** Den Backofen auf 200° vorheizen.

**4.** Das Suppengemüse putzen, waschen und sehr fein würfeln. In 1 Teelöffel Butter in einem Topf unter Rühren anschwitzen. Mit Salz und Pfeffer würzen und 3 Eßlöffel Wasser angießen. Das Gemüse etwa 5 Minuten zugedeckt dünsten.

**5.** Den Quark, den Frischkäse und die Eier gut verrühren. Die Petersilie waschen, trockenschütteln und fein hacken (etwas zum Garnieren übriglassen), dann zum Quark geben.

**6.** Das Suppengemüse in einem Sieb abtropfen und etwas abkühlen lassen, dann unter den Quark rühren. Die Masse mit Salz und Pfeffer würzig abschmecken. Die Mischung in die Cannelloni füllen und die Nudelrollen nebeneinander auf den Wirsing legen.

**7.** Die übrige Butter zerlassen und die Cannelloni damit bestreichen. Die Form mit Alufolie verschließen. In den Ofen (Mitte) stellen und alles etwa 35 Minuten garen (Gas: Stufe 3). Dann den Backofen auf 225° (Gas: Stufe 4) hochschalten.

**8.** Die Folie entfernen. Den Parmesan über die Cannelloni streuen. Den Auflauf im Ofen (oben) in weiteren 5–10 Minuten goldgelb gratinieren. Mit der zurückbehaltenen Petersilie garnieren.

---

**Tip!**

Zum Füllen der Cannelloni können Sie einen Spritzbeutel ohne Tülle oder mit großer, glatter Tülle verwenden – damit geht es ganz besonders einfach.

---

*Cannelloni sind genau das Richtige für phantasiebegabte Köche – denn man kann sie immer wieder anders füllen. Probieren Sie mal diese köstliche Version mit Gemüse, Quark und Frischkäse.*

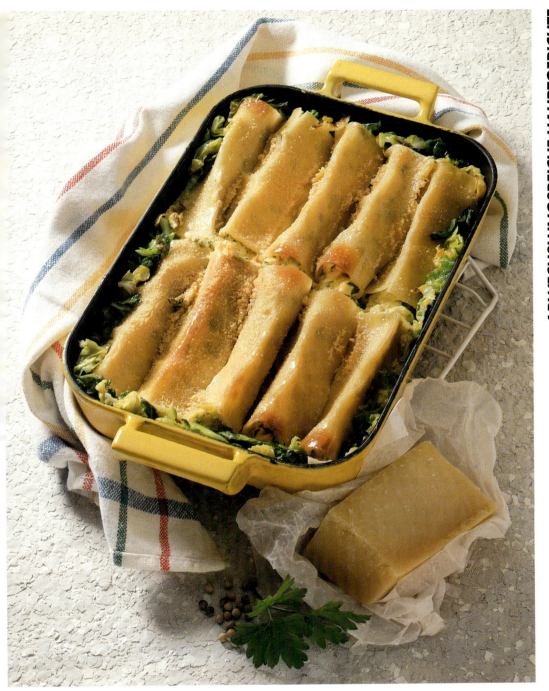

ABWECHSLUNGSREICHE HAUPTGERICHTE

*ABWECHSLUNGSREICHE HAUPTGERICHTE*

# China-pfanne

Sie schmeckt lecker und ist ausgesprochen kalorienarm. Dennoch sollten Sie die feine Chinapfanne nicht zu oft auf den Tisch bringen: Das magere Hähnchenfleisch liefert zwar kaum Fett, dafür aber – wie alle Fleischsorten – reichlich Purine.

*Zutaten für 4 Personen:*
*1 Knoblauchzehe*
*1 walnußgroßes Stück frischer Ingwer*
*5 Eßl. Sojasauce*
*schwarzer Pfeffer, frisch gemahlen*
*1 Teel. gemahlener Koriander*
*250 g Hühnerbrustfilet*
*1 kleiner Chinakohl, etwa 350 g*
*75 g Glasnudeln*
*250 g Bambussprossen (aus der Dose)*
*½ Bund Schnittlauch*
*2 Eßl. Öl*
*1 kleine Dose Maiskörner (etwa 150 g)*

### Ganz einfach Kalorienarm

Zubereitungszeit: etwa 40 Min. (+ 2–4 Std. Marinierzeit)

Pro Portion etwa:
880 kJ/210 kcal
22 g EW · 2 g F · 26 g KH
• 148 mg gebildete Harnsäure

**1.** Die Knoblauchzehe und den Ingwer schälen und beides sehr fein würfeln. Mit der Sojasauce verrühren, mit Pfeffer und dem Koriander würzen.

**2.** Das Hühnerfleisch kalt abbrausen, mit Küchenpapier abtrocknen. Anschließend fein schnetzeln und in der Marinade wenden. Zugedeckt mindestens 2, besser 4 Stunden darin im Kühlschrank ziehen lassen.

**3.** Den Chinakohl putzen, waschen und in 2 cm breite Streifen schneiden. Die Glasnudeln mit heißem Wasser übergießen und kurz quellen lassen. Den Bambus abtropfen lassen und je nach Größe eventuell kleinschneiden. Den Schnittlauch waschen, trockenschütteln und in Röllchen schneiden.

**4.** Das Öl in einer großen Pfanne oder einem Wok erhitzen. Das Fleisch abtropfen lassen, die Marinade dabei auffangen. Das Fleisch unter Rühren etwa 1 Minute bei starker Hitze scharf anbraten, dann wieder herausnehmen.

**5.** Den Chinakohl und die Bambussprossen in die Pfanne rühren und bei mittlerer Hitze unter Rühren etwa 2 Minuten braten, dann die Marinade und etwa 75 ml Wasser angießen. Den Mais einrühren, die Glasnudeln abtropfen lassen, eventuell kleinschneiden und ebenfalls dazugeben.

**6.** Alles noch etwa 2 Minuten durchkochen, zum Schluß das Fleisch wieder untermischen. Die China-Pfanne pikant abschmecken und mit den Schnittlauchröllchen bestreuen.

**Varianten:**
Für Abwechslung können Sie sorgen, wenn Sie Puten- oder Kalbfleisch verwenden oder aber mageres Schweine- oder Rinderfilet. Außerdem können Sie die Glasnudeln durch gekochte Fadennudeln oder gekochte kleingeschnittene Spaghetti ersetzen und die Gemüsesorten immer wieder auswechseln. Gut paßt beispielsweise eine Mischung aus Chinakohl, Paprikawürfelchen, frischen Bohnenkeimen und kleinen Maiskölbchen.

## Tip!

Die Fleischmenge sollten Sie wegen des relativ hohen Puringehaltes nicht erhöhen. Sie können jedoch gern mehr Mais verwenden. Damit wird die Pfanne etwas gehaltvoller – sie liefert jedoch nicht mehr Purine, da Mais purinfrei ist. Auch bei den anderen Gemüsesorten können Sie nach Lust und Laune variieren.

# Sellerie-Reis-Puffer

Reis und Knollensellerie werden hier zu knusprigen Puffern gebacken. Dazu gibt es einen fruchtigen Salat mit frischem Joghurtdressing.

Zutaten für 4 Personen:
150 g Langkornreis
Salz
1 großer Knollensellerie
(etwa 750 g)
2 Orangen
1 Zitrone
1 Apfel
1 Becher Magermilch-Joghurt
(150 g)
1 EßI. Salatmayonnaise
schwarzer Pfeffer, frisch gemahlen
1 Teel. flüssiger Honig
3 Eier
Öl zum Braten

## Ideal für Kinder

Zubereitungszeit: etwa 1 Std.

Pro Portion etwa:
1600 kJ/380 kcal
12 g EW · 18 g F · 47 g KH
62 mg gebildete Harnsäure

**1.** Den Reis in ¼ l kochendes Salzwasser einstreuen und darin zugedeckt bei schwacher Hitze in 15–20 Minuten bißfest garen.

**2.** Inzwischen den Sellerie schälen und waschen. Etwa ein Drittel davon grob raspeln und zugedeckt beiseite stellen. Den übrigen Sellerie erst in dünne Scheiben und diese in feine Stifte schneiden.

**3.** Die Orangen schälen, dabei auch die weiße Innenhaut mit entfernen. Die einzelnen Orangenfilets aus den Trennhäuten herausschneiden, dabei den abtropfenden Saft auffangen.

**4.** Die Zitrone auspressen. Den Apfel waschen und abreiben. In Spalten schneiden, das Kerngehäuse dabei entfernen. Die Spalten sofort mit Zitronensaft beträufeln.

**5.** Die Orangenfilets, die Apfelspalten und den gestiftelten Sellerie zusammen anrichten. Den Joghurt mit der Salatmayonnaise, dem abgetropften Orangensaft und etwas Zitronensaft verrühren, mit Salz, Pfeffer und dem Honig abschmecken. Die Sauce über den Salat gießen.

**6.** Den Reis abtropfen lassen, mit dem geraspelten Sellerie und den Eiern gründlich vermischen, salzen und pfeffern. Das Öl in einer Pfanne erhitzen und darin bei mittlerer Hitze etwa 16 Puffer braten, bis sie goldbraun sind. Mit dem Salat servieren.

### Varianten:

Ebenso köstliche Puffer können sie aus einer Mischung aus Reis und Möhren oder aus Reis und Kohlrabi zubereiten. Probieren Sie auch einmal Puffer, bei denen Sie den Reis durch bißfest gegarte Hirse oder durch Quinoa, ein würziges getreideähnliches Korn ersetzen. Quinoa bekommen Sie im Reformhaus; Hirse finden Sie inzwischen auch in den meisten Supermärkten. Bei der Beilage zu den Puffern sind Ihrer Phantasie ebenfalls keine Grenzen gesetzt. Tauschen Sie den Apfel durch eine aromatische Birne aus, die Orangen durch Grapefruits, oder geben Sie noch andere Früchte nach Geschmack dazu.

## Tip!

Über den Puringehalt von Reis gibt es in den Tabellen unterschiedliche Werte. Ältere Tabellen sprechen von purinfreiem Reis. In Tabellen, die auf neueren Analysen beruhen, wird für 100 g geschälten Reis ein Wert von 40 mg Harnsäure, für 100 g Naturreis ein Wert von 50 mg Harnsäure angegeben. Hoch ist der Gehalt somit nicht. Sie können nen Reis also jederzeit getrost in Ihr Menü einplanen. Schließlich liefert er viel Gesundes wie Vitamine, Mineral- und Ballaststoffe, ganz besonders dann, wenn Sie Naturreis verwenden.

## Ratatouille aus dem Tontopf

*Zutaten für 4 Personen:*
*750 g Fleischtomaten*
*1 gelbe Paprikaschote*
*1 grüne Paprikaschote*
*1 Aubergine*
*300 g Zucchini*
*250 g Zwiebeln*
*2 Knoblauchzehen*
*100 g durchwachsener Räucherspeck ohne Schwarte*
*2 Eßl. Olivenöl*
*je 2 Teel. frischer Rosmarin und Thymian*
*Salz*
*schwarzer Pfeffer, frisch gemahlen*
*1 Eßl. Zitronensaft*
*1/8 l Gemüsebrühe*
*frische Kräuter zum Bestreuen*

### Kalorienarm

Zubereitungszeit: etwa 2 Std.

Pro Portion etwa:
1200 kJ/290 kcal
8 g EW · 22 g F · 15 g KH
• 114 mg gebildete Harnsäure

**1.** Den Tontopf und den Deckel 15–30 Minuten in kaltes Wasser stellen (der Topf muß ganz von Wasser bedeckt sein). Inzwischen die Tomaten über Kreuz einritzen, einige Sekunden in kochendes Wasser legen, herausheben, häuten und grob würfeln, die Stielansätze entfernen.

**2.** Die Paprikaschoten halbieren, waschen und in Streifen schneiden. Die Aubergine und die Zucchini grob würfeln. Die Zwiebeln und den Knoblauch schälen und klein würfeln, den Speck ebenfalls klein würfeln. Alle vorbereiteten Zutaten zusammen mit dem Öl und den Kräutern in den Tontopf geben. Mit Salz, Pfeffer und dem Zitronensaft würzen. Die Brühe angießen. Alles gründlich mischen.

**3.** Den Tontopf zudecken und in den kalten Ofen (unten) stellen. Bei 200° etwa 1 1/2 Stunden schmoren (Gas: Stufe 3). Das Gemüseragout anschließend durchrühren und würzig abschmecken. Die frischen Kräuter fein hacken und das Ragout damit bestreuen.

## Rinderbraten mit Zwiebeln

*Zutaten für 6 Personen:*
*750 g Rinderschmorbraten*
*Salz*
*schwarzer Pfeffer, frisch gemahlen*
*1 Teel. getrockneter Thymian*
*2 Knoblauchzehen*
*1 Bund Frühlingszwiebeln*
*500 g Zwiebeln*
*1/8 l Gemüsebrühe*
*2 Eßl. Crème fraîche*

### Preiswert

Zubereitungszeit: etwa 2 Std.

Pro Portion etwa:
1070 kJ/250 kcal
29 g EW · 13 g F · 7 g KH
• 158 mg gebildete Harnsäure

**1.** Den Backofen auf 200° vorheizen, den Ofenrost herausnehmen. Den Rinderbraten von überschüssigem Fett und von Sehnen befreien. Den Braten rundherum mit Salz, Pfeffer und dem Thymian einreiben.

**2.** Den Knoblauch stifteln und rundherum in den Braten stecken. Das Fleisch in ein ausreichend großes Stück Bratschlauch legen, den Schlauch an einem Ende mit einem Clip verschließen.

**3.** Die Frühlingszwiebeln in 5 cm lange Stücke schneiden. Die Zwiebeln in Spalten schneiden. Die weißen Frühlingszwiebelteile und die Zwiebeln zum Fleisch geben. Die Brühe angießen und den Schlauch auch am anderen Ende verschließen.

**4.** Den gefüllten Bratschlauch auf den kalten Ofenrost heben und mit einer Gabel oben 2- bis 3mal einstechen. In den Backofen schieben (unten), etwa 1 1/2 Stunden garen (Gas: Stufe 3). Zum Servieren den Braten in Scheiben aufschneiden. Das Zwiebelgemüse in einem Topf einmal aufkochen lassen, die grünen Zwiebelteile und die Crème fraîche einrühren, kurz durchkochen. Die Zwiebeln abschmecken und zum Fleisch reichen.

*Im Bild oben:*
*Ratatouille aus dem Tontopf*
*Im Bild unten:*
*Rinderbraten mit Zwiebeln*

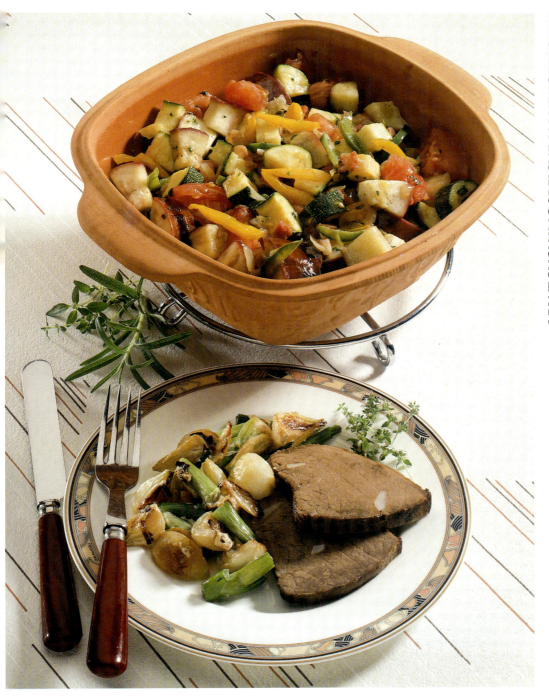

**ABWECHSLUNGSREICHE HAUPTGERICHTE**

## Pikanter Quarkschmarren

Magere Milchprodukte helfen Ihnen, auf leichte, delikate Art Ihren Bedarf an tierischem Eiweiß zu decken. Kombinieren Sie sie mit süßen und herzhaften Speisen, und geben Sie reichlich Obst oder Gemüse dazu. Das macht satt und liefert gesunde Ballaststoffe.

| Zutaten für 4 Personen: |
| --- |
| 6 Eier |
| 500 g Magerquark |
| 1 Teel. abgeriebene Zitronenschale (unbehandelt) |
| 1 Prise Zucker |
| 50 g gemahlene Mandeln |
| Salz |
| schwarzer Pfeffer, frisch gemahlen |
| Paprikapulver, edelsüß |
| 150 g Mehl |
| 1 Bund Frühlingszwiebeln |
| 250 g Möhren |
| 50 g Butter zum Braten |

### Preiswert

Zubereitungszeit: etwa 50 Min.

Pro Portion etwa:
2300 kJ/550 kcal
35 g EW · 28 g F · 41 g KH
• 47 mg gebildete Harnsäure

**1.** Den Backofen auf 200° vorheizen.

**2.** Die Eier trennen. Die Eigelbe mit dem Quark, der Zitronenschale, dem Zucker und den Mandeln sorgfältig verrühren. Die Masse mit Salz, Pfeffer und Paprikapulver abschmecken, dann das Mehl unterarbeiten.

**3.** Die Frühlingszwiebeln putzen, waschen und in feine Ringe schneiden. Die Möhren putzen, waschen und in 1 cm große Würfel schneiden. Beide Gemüse getrennt in Salzwasser je knapp 5 Minuten blanchieren (sprudelnd kochen lassen), anschließend kalt abbrausen und gut abtropfen lassen.

**4.** Die Eiweiße zu steifem Schnee schlagen und nach und nach locker unter den Teig heben.

**5.** Die Butter in einem großen Bräter auf dem Herd aufschäumen. Den Teig hineingießen und bei schwacher Hitze etwa 3 Minuten am Boden stocken lassen. Mit 2 Gabeln auseinanderzupfen, dann das Gemüse hineinstreuen.

**6.** In den Ofen (Mitte) stellen und etwa 15 Minuten garen (Gas: Stufe 3). Zum Servieren mit den Gabeln erneut auseinanderreißen.

### Tip!

Den Schmarren können Sie auch vollständig auf dem Herd zubereiten. Dann sollten Sie jedoch zwei große, beschichtete Bratpfannen mit Deckel haben und die Teigmenge in diese verteilen. Oder Sie bereiten die Teigmenge nacheinander in zwei oder drei Portionen zu.
Wie beschrieben etwas Butter in der Pfanne aufschäumen, den Teig hineingießen und bei schwacher Hitze am Boden etwa 3 Minuten stocken lassen. Auseinanderzupfen und das Gemüse hineingeben, den Deckel auflegen und den Schmarren bei schwacher Hitze noch gut 10 Minuten zugedeckt garen, zwischendurch noch einmal leicht durchrühren. Eventuell müsen Sie noch einige Butterflöckchen dazwischen geben, falls der Schmarren zu trocken wird.

# Wirsing- röllchen mit Curry

Kohlrouladen auf neue, leichte und vor allem purinarme Art: statt Hackfleisch verbirgt sich in den Röllchen eine aromatische Füllung aus Reis und Schafkäse.

Zutaten für 4 Personen:
- 1 Zwiebel
- 2 1/2 EBl. Öl
- 1 1/2 EBl. Curry
- 125 g Langkornreis
- Salz
- 1 Wirsingkohl (etwa 800 g)
- 1 Bund Petersilie
- 1 Bund Schnittlauch
- 100 g milder Schafkäse
- schwarzer Pfeffer, frisch gemahlen
- 300 ml Gemüsebrühe

## Preiswert

Zubereitungszeit: etwa 1 Std.

Pro Portion etwa:
990 kJ / 240 kcal
7 g EW · 11 g F · 29 g KH
49 mg gebildete Harnsäure

**1.** Die Zwiebel schälen und klein würfeln. 1 Eßlöffel Öl in einem Topf erhitzen, die Zwiebel darin glasig werden lassen. 1 Eßlöffel Currypulver darüber stäuben und unter Rühren anschwitzen, dann den Reis gründlich einrühren. Etwa 1/4 l Wasser angießen, den Reis gut zugedeckt bei schwacher Hitze in 15–20 Minuten bißfest kochen.

**2.** Inzwischen den Wirsingkohl putzen und waschen. Den harten Strunk abschneiden, dann die ersten 12 Blätter ablösen und in reichlich kochendem Salzwasser 3–5 Minuten blanchieren (sprudelnd kochen lassen). In ein Sieb abgießen, kalt abschrecken und auf einem sauberen Küchentuch ausbreiten.

**3.** Die Blätter gründlich trockentupfen, die harte Mittelrippe keilförmig herausschneiden.

**4.** Den Reis abtropfen lassen. Die Kräuter waschen, trockenschütteln und fein schneiden. Den Schafkäse würfeln. Beides unter den Reis mischen, mit Pfeffer und wenig Salz würzen.

**5.** Je 1 Eßlöffel der Füllung am unteren Ende auf die Wirsingblätter setzen. Die Blätter aufwickeln, dabei die Seiten nach innen einschlagen. Die Röllchen eventuell mit Küchengarn umwickeln, wenn sie nicht zusammenhalten.

**6.** 1 Eßlöffel Öl in einem sehr breiten Topf nicht zu stark erhitzen. Die Wirsingröllchen darin rundherum kurz anbraten. Mit der Brühe ablöschen. Die Röllchen zugedeckt bei schwacher Hitze etwa 20 Minuten schmoren, zwischendurch wenden.

**7.** Inzwischen den restlichen Kohl in feine Streifen schneiden. In ganz wenig Salzwasser bei mittlerer Hitze knapp 10 Minuten zugedeckt dünsten.

**8.** Das restliche Öl in einem Topf leicht erhitzen, den übrigen Curry einrühren und ganz kurz anschwitzen. Den gedünsteten Wirsing mitsamt dem Dünstsud hineingeben, kurz durchkochen.

**9.** Die Wirsingröllchen auf eine Platte heben, den Sud aus dem Topf zum Wirsinggemüse geben. Sud und Gemüse gut verrühren, mit Salz und Pfeffer abschmecken und zu den Röllchen servieren.

**Varianten:**
Wenn sie keinen Schafkäse mögen, verwenden Sie mittelalten Gouda oder Emmentaler. Mit der gleichen Füllung können Sie auch Röllchen oder Rouladen aus Weiß- und Rotkohl zubereiten. Dann müssen Sie allerdings zuerst die geputzten Kohlköpfe einige Minuten in kochendes Wasser legen, um nach und nach die Blätter ablösen zu können. Bei Rotkohlröllchen verleiht statt des Currys eine Mischung aus Zucker, Essig und Äpfeln dem Gemüse eine süßsaure Note. Weißkohlrouladen können Sie sehr gut mit etwas Kümmel oder mit viel Paprikapulver würzen.

*ABWECHSLUNGSREICHE HAUPTGERICHTE*

# Käseklöße auf Gemüseragout

Lockere Klöße, die aus Gerste und geschmolzenem Käse bestehen, werden auf einem saftig-knackigen Gemüseragout serviert. Das Gericht ist kohlenhydrat- und ballaststoffreich, macht also auf delikate und gesunde Art für längere Zeit satt. Gerstengraupen sind übrigens Gerstenkörner ohne Schale.

*Zutaten für 4 Personen:*
*300 ml Gemüsebrühe*
*150 g Gerstengraupen*
*1 Kohlrabi*
*1 Bund Frühlingszwiebeln*
*250 g Möhren*
*1 Eßl. Butter*
*1 große Dose geschälte Tomaten (800 g; oder 600 g frische Tomaten)*
*Salz*
*schwarzer Pfeffer, frisch gemahlen*
*80 g Mozzarella*
*100 g Emmentaler, frisch gerieben*
*2 Eier (Gewichtsklasse 2)*
*4 Eßl. Semmelbrösel*
*½ Bund Schnittlauch*

### Preiswert

Zubereitungszeit: etwa 1 Std.

Pro Portion etwa:
1900 kJ/450 kcal
25 g EW · 18 g F · 48 g KH
• 97 mg gebildete Harnsäure

**1.** Die Gemüsebrühe in einem Topf aufkochen. Die Gerstengraupen einstreuen und bei schwacher Hitze im geschlossenen Topf in etwa 20 Minuten ausquellen lassen.

**2.** Inzwischen den Kohlrabi schälen und in ungefähr 2 cm große Würfel schneiden.

**3.** Die Frühlingszwiebeln putzen und waschen. In 2 cm lange Stücke schneiden.

**4.** Die Möhren schälen, waschen und in 2 cm große Würfel oder Stücke schneiden. Die Dosentomaten bereitstellen oder die frischen Tomaten mit kochendheißem Wasser überbrühen, häuten und vierteln.

**5.** Die Butter in einem Topf zerlassen. Den Kohlrabi, die Frühlingszwiebeln und die Möhren darin unter Rühren bei mittlerer Hitze gründlich anschwitzen. Die Tomaten und bei Dosentomaten auch den Sud aus der Dose einrühren. Das Ragout salzen, pfeffern und halb zugedeckt bei schwacher Hitze etwa 25 Minuten köcheln lassen.

**6.** Inzwischen den Mozzarella in kleine Würfel schneiden.

**7.** Die Gerste in eine Schüssel umfüllen, den Emmentaler und die Eier einrühren. Soviel Semmelbrösel einrühren, bis die Masse zusammenhält. Mit Salz und Pfeffer kräftig würzen.

**8.** Mit nassen Händen 12 Klöße daraus formen, dabei jeweils einige Mozzarellawürfel in die Mitte geben. Die Klöße in reichlich siedendes Salzwasser legen und etwa 10 Minuten bei schwacher Hitze ziehen lassen, bis die Knödel oben schwimmen. Das Wasser darf unterdessen nicht kochen.

**9.** Den Schnittlauch waschen, trockenschütteln und in feine Röllchen schneiden.

**10.** Die Klöße mit einer Schaumkelle aus dem Wasser heben. Das Gemüseragout nochmals abschmecken und mit den Klößen anrichten. Die Schnittlauchröllchen darüber streuen.

### Tip!

Die Klöße und auch das Gemüseragout können Sie sehr gut einfrieren. Bereiten Sie doch gleich eine größere Menge von beidem zu, dann haben Sie jederzeit ein feines Mahl parat.

*Klöße sind in deutschen Landen besonders beliebt – was die bekannten regionalen »Spezial«klöße wie zum Beispiel die Semmelknödel beweisen. Aber auch Neuschöpfungen schmecken köstlich – wie diese Käseklöße auf Gemüseragout. Probieren Sie sie mal!*

*ABWECHSLUNGSREICHE HAUPTGERICHTE*

# Möhren-Reis

Ein pikantes, exotisch gewürztes Reisgericht: Mit Möhrenwürfeln vermischter Reis wird zusammen mit einer cremigen Möhrensauce serviert, zum Schluß kommen ein paar Käsewürfel obenauf.

*Zutaten für 4 Personen:*
*1 kg Möhren*
*2 kleine Zwiebeln*
*1 EßI. Butter*
*1 Teel. Apfeldicksaft*
*Salz*
*schwarzer Pfeffer, frisch gemahlen*
*½ Teel. gemahlener Kreuzkümmel*
*200 g Langkornreis*
*100 g Crème fraîche*
*1 Handvoll Kerbel*
*125 g Mozzarella*

**Preiswert**
**Ideal für Kinder**

Zubereitungszeit: etwa 50 Min.

Pro Portion etwa:
1800 kJ/430 kcal
13 g EW · 19 g F · 54 g KH
• 72 mg gebildete Harnsäure

**1.** Die Möhren putzen, schälen und waschen, anschließend grob würfeln. Die Zwiebeln schälen und fein würfeln.

**2.** Die Butter in einem Topf zerlassen, die Zwiebeln darin glasig werden lassen. Die Möhren einrühren und bei mittlerer Hitze anschwitzen. Mit dem Apfeldicksaft, Salz, Pfeffer und dem Kreuzkümmel pikant würzen. ¼ l Wasser angießen. Die Möhren zugedeckt bei schwacher Hitze etwa 15 Minuten kochen lassen.

**3.** Inzwischen Wasser mit etwas Salz aufkochen, den Reis einstreuen und darin in 15–20 Minuten bißfest kochen.

**4.** Etwa ein Viertel der Möhren aus dem Topf nehmen und noch etwas kleiner würfeln.

**5.** Die übrigen Möhren mit dem Pürierstab im Topf oder im Mixer glatt pürieren. Wieder aufkochen, die Crème fraîche einrühren. Die Sauce eventuell etwas einkochen lassen, falls sie zu flüssig ist.

**6.** Den Reis abtropfen lassen und mit den Möhrenwürfeln mischen.

**7.** Den Kerbel verlesen und etwas kleiner hacken, dann unter die Möhrensauce rühren. Die Sauce abschmecken und zum Reis servieren. Den Mozzarella abtropfen lassen, kleinschneiden und darüber streuen.

**Tip!**

Die Möhrensauce läßt sich gut einfrieren. Sie schmeckt außer zum Reis ebenso gut zu Röstkartoffeln oder als Beilage zu einer Miniportion Fleisch oder Fisch.

# Broccoli-Blumenkohl-Gratin

Gemüse steht bei diesem Gratin im Vordergrund, etwas (!) Salami sorgt für viel Aroma. Wenn Sie die Salami weglassen, paßt das Gratin auch als Beilage zu Fisch oder Fleisch.

*Zutaten für 4 Personen:*
*1 großer Blumenkohl (etwa 750 g; ergibt etwa 500 g netto)*
*Salz*
*Fett für die Form*
*1 Zwiebel*
*1 Teel. Butter*
*75 g Salami*
*1 Knoblauchzehe*
*600 g Broccoli*
*2 Eigelb*
*schwarzer Pfeffer, frisch gemahlen*
*Muskatnuß, frisch gerieben*
*100 g Gorgonzola*
*5–6 EßI. Milch*

**Raffiniert**

Zubereitungszeit: etwa 1 Std.

Pro Portion etwa:
1300 kJ/310 kcal
18 g EW · 22 g F · 8 g KH
• 112 mg gebildete Harnsäure

**1.** Den Blumenkohl putzen, waschen und in Röschen zerteilen, den Strunk schälen und in Stücke schneiden. In wenig Salzwasser zugedeckt knapp gar kochen.

**2.** Den Backofen auf 200° vorheizen. Eine breite Auflaufform gründlich fetten.

3. Die Zwiebel schälen und sehr fein würfeln. Die Butter in einer Pfanne erhitzen und die Zwiebelwürfel darin bei mittlerer Hitze glasig werden lassen. Die Salami klein würfeln und einrühren, den Knoblauch schälen und dazupressen. Alles noch etwa 2 Minuten bei schwacher Hitze braten, die Pfanne dann beiseite stellen.

4. Den Broccoli putzen und waschen, Stiele und Röschen voneinander trennen. Die Stiele abziehen, etwas kleinschneiden, die Röschen eventuell noch zerteilen.

5. Wenig Salzwasser aufkochen, die Broccolistiele hineingeben und zugedeckt etwa 4 Minuten dünsten. Dann die Röschen dazugeben und alles zusammen weitere 4 Minuten dünsten. Anschließend den Broccoli gut abtropfen lassen.

6. Den Blumenkohl ebenfalls abtropfen lassen und im Mixer pürieren. Mit der Zwiebelmischung verrühren, die Eigelbe unterziehen. Die Masse mit Salz, Pfeffer und Muskat pikant abschmecken. Das Püree in die Auflaufform geben.

7. Den Broccoli darauf legen. Den Gorgonzola eventuell von der Rinde befreien, mit einer Gabel zerdrücken, mit der Milch verrühren und über dem Broccoli verteilen.

8. Das Gericht im Ofen (Mitte) etwa 20 Minuten gratinieren (Gas: Stufe 3).

## Tip!

Greifen Sie beim Einkauf von Blumenkohl nicht unbedingt nur zu schneeweißen Köpfen. Sie sind teurer als leicht gelb getönte, aber keinesfalls wertvoller. Um die Köpfe so weiß zu bekommen, muß der Bauer auf dem Feld die Kohlblätter über die Köpfe legen, damit diese keine Sonne abbekommen. Und diesen Arbeitsaufwand müssen Sie später natürlich zahlen.

## Grillteller

*Zutaten für 4 Personen:*
*1 Bund gemischte Kräuter*
*500 g Magerquark*
*50–75 ml Milch*
*2 Knoblauchzehen*
*Salz*
*schwarzer Pfeffer, frisch gemahlen*
*50 ml Sojasauce*
*75 ml Gemüsebrühe*
*6 EBl. Öl*
*300 g Hühnerbrustfilet*
*500 g große feste Champignons*
*2 mittelgroße Zucchini*
*1 kleine rote Paprikaschote*
*1 kleine gelbe Paprikaschote*
*Öl zum Bepinseln · Holzspieße*

### Für Gäste

Zubereitungszeit: etwa 1 Std.

Pro Portion etwa:
1600 kJ/380 kcal
43 g EW · 18 g F · 15 g KH
• 150 mg gebildete Harnsäure

1. Die Kräuter fein hacken und mit dem Quark und der Milch glattrühren. Eine Knoblauchzehe schälen und dazupressen, den Quark mit Salz und Pfeffer abschmecken.

2. Die zweite Knoblauchzehe schälen, ebenfalls durchpressen. In einer Schüssel mit Salz, Pfeffer, der Sojasauce, der Brühe und dem Öl verrühren.

3. Das Hühnerbrustfilet kalt abbrausen, mit Küchenpapier abtrocknen, dann grob würfeln. In der Marinade wenden und darin kurz marinieren.

4. Die Pilze kurz überbrausen oder abreiben und putzen, auf kleine Holzspieße reihen. Die Zucchini waschen und putzen, längs oder sehr schräg in 1 cm dicke Scheiben schneiden. Die Paprikaschoten vierteln, den Stielansatz, die Trennhäute und die Kerne entfernen, die Viertel waschen.

5. Das Hähnchenfleisch aus der Marinade heben, ebenfalls auf kleine Holzspieße stecken.

6. Den Grill aufheizen. Den Grillrost mit Öl einpinseln, die Zutaten darauflegen. Mit mittlerem Abstand zur Hitzequelle 5–10 Minuten grillen, zwischendurch mehrfach wenden und mit der übrigen Sojamarinade und eventuell etwas Öl einpinseln.

7. Die gegrillten Zutaten zusammen mit dem Kräuterquark anrichten.

## VERLOCKENDE DESSERTS

# Tee-Trauben-Gelee

*Zutaten für 4 Personen:*
*6 Blatt weiße Gelatine*
*½ l heißer schwarzer Tee*
*2–3 Eßl. Zucker nach Geschmack*
*3 Eßl. Milch*
*250 g grüne oder blaue Weintrauben*
*1 Teel. gemahlener Anis*

### Gut vorzubereiten
### Preiswert

Zubereitungszeit: etwa 30 Min. (+ 2 Std. Gelierzeit)

Pro Portion etwa:
440 kJ/100 kcal
7 g EW · 0,5 g F · 18 g KH
• 0 mg gebildete Harnsäure

**1.** Die Gelatine etwa 5 Minuten in einem kleinen Topf oder Schälchen in kaltem Wasser einweichen. Gut ausdrücken, dann in den heißen Tee auflösen. Nach Geschmack mit 2 bis 3 Eßlöffeln Zucker süßen.

**2.** Die Hälfte des Tees in ein anderes Gefäß umfüllen und mit der Milch verrühren.

**3.** Einen Teil des Milchtees in 4 hohe Dessertgläser füllen und im Kühlschrank gelieren lassen. Den übrigen Tee inzwischen nicht kalt stellen.

**4.** Die Weintrauben gründlich waschen und von den Stengeln zupfen. Die Trauben dann halbieren, eventuell auch entkernen. Mit dem Anis bestreuen.

**5.** Den schwarzen Tee auf den gelierten Milchtee gießen, die Weintrauben hineingeben (einige Traubenhälften zum Garnieren beiseite legen). Den Tee gelieren lassen.

**6.** Zuletzt den restlichen Milchtee als oberste Schicht daraufgießen und ebenfalls gelieren lassen. Das Dessert mit den zurückbehaltenen Trauben garnieren.

# Fruchtsalat mit Joghurtdressing

*Zutaten für 4 Personen:*
*250 g Magermilch-Joghurt*
*2 Eßl. Apfeldicksaft*
*50 ml Milch*
*1 Teel. Zimtpulver*
*1 unbehandelte Zitrone*
*2 kleine, rotschalige Äpfel*
*1 kleine Birne*
*1 Päckchen Vanillezucker*
*100 g Himbeeren (frisch oder tiefgefroren)*
*75 g Johannisbeeren (frisch oder tiefgefroren)*

### Für Gäste

Zubereitungszeit: etwa 30 Min.

Pro Portion etwa:
580 kJ/140 kcal
4 g EW · 3 g F · 24 g KH
• 2 mg gebildete Harnsäure

**1.** Den Joghurt mit dem Apfeldicksaft und der Milch verrühren, mit dem Zimtpulver würzen. Gut die Hälfte davon auf 4 Dessertteller verteilen.

**2.** Die Zitrone abwaschen und wieder abtrocknen. Die Schale fein abreiben, den Saft auspressen. Beides mischen und in einem Schälchen bereitstellen.

**3.** Die Äpfel waschen und gut abreiben. Die Kerngehäuse ausstechen, die Äpfel dann quer in dünne Scheiben schneiden und die Scheiben sofort im Zitronensaft wenden. Auf den Tellern mit dem Joghurt arrangieren.

**4.** Die Birne waschen, abreiben und vierteln. Das Kerngehäuse entfernen, das Fruchtfleisch klein würfeln und im Zitronensaft wenden. Mit dem Vanillezucker bestreuen.

**5.** Die Himbeeren und die Johannisbeeren verlesen und putzen, tiefgefrorene Früchte in einem Topf bei schwacher Hitze oder in der Mikrowelle auftauen lassen. Die Beeren dann mit den Birnen auf den Apfelscheiben verteilen. Die übrige Joghurtsauce darüber träufeln.

*Im Bild oben: Tee-Trauben-Gelee*
*Im Bild unten:*
*Fruchtsalat mit Joghurtdressing*

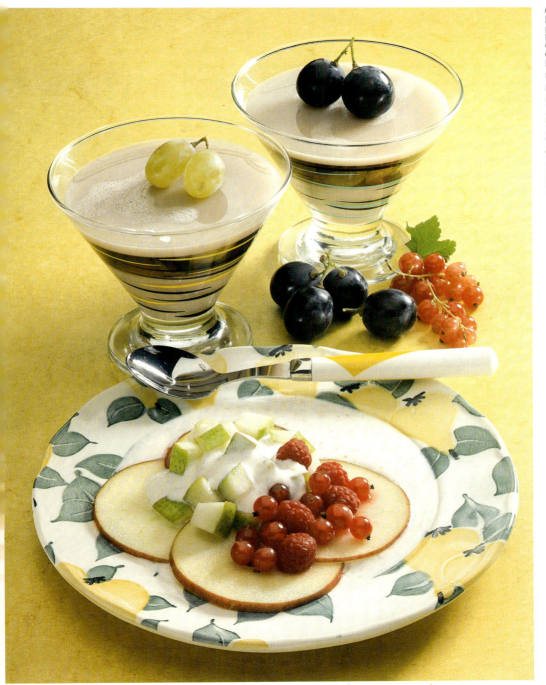

*VERLOCKENDE DESSERTS*

## Mokkaschaum mit Birnen

*Zutaten für 4 Personen:*
*50 g Haselnußkerne · 1 großes Ei*
*2 EßI. flüssiger Honig*
*2 EßI. löslicher Kaffee*
*125 g Sahne*
*2 reife Birnen (etwa 300 g)*
*2 EßI. Zitronensaft*
*etwas Kakaopulver*

### Rezeptfoto auf der Rückseite

Zubereitungszeit: etwa 30 Min.

Pro Portion etwa:
1100 kJ/260 kcal
5 g EW · 19 g F · 19 g KH
• 6 mg gebildete Harnsäure

**1.** Die Haselnußkerne mit einem Messer fein hacken und in einer Pfanne ohne Fett unter Rühren goldgelb rösten. Aus der Pfanne nehmen und abkühlen lassen.

**2.** Das Ei trennen. Das Eigelb mit dem Honig in einem warmen Wasserbad hellcremig schlagen. Den Kaffee darin auflösen.

**3.** Die Mischung aus dem Wasserbad nehmen und das Rührgefäß in Eiswasser stellen. So lange weiterrühren, bis die Mokkacreme erkaltet ist. Dann die Haselnüsse unterziehen.

**4.** Die Sahne und das Eiweiß getrennt steif schlagen. Beides unter die Mokkacreme heben.

**5.** Die Birnen waschen, abreiben und vierteln. Die Kerngehäuse herausschneiden, die Viertel dann längs in Spalten schneiden. Die Spalten sofort in dem Zitronensaft wenden und zur Hälfte in Kakaopulver drücken.

**6.** Den Mokkaschaum zusammen mit den Birnenspalten anrichten, mit Kakaopulver bestäuben und möglichst bald servieren.

## Minzcreme mit Ananas

Genau das richtige Dessert für alle, die exotische Genüsse lieben.

*Zutaten für 4 Personen:*
*½ –1 Bund frische Minze*
*1 Limette*
*⅛ l naturtrüber Apfelsaft*
*6 Blatt weiße Gelatine*
*4 Eier*
*3 Eßl. Apfeldicksaft*
*125 g Sahne*
*2 Scheiben frische Ananas*

### Rezeptfoto auf der Rückseite
### Läßt sich vorbereiten

Zubereitungszeit: etwa 40 Min. (+ 1–2 Std. Gelierzeit)

Pro Portion etwa:
1200 kJ/290 kcal
14 g EW · 16 g F · 20 g KH
• 1 mg gebildete Harnsäure

**1.** Die Minze vorsichtig waschen, wieder trockenschütteln. Die Blätter von den Stielen streifen, einige Blättchen zum Garnieren beiseite legen.

**2.** Die Limette abwaschen und trocknen. Etwas Schale mit einem Juliennereißer abziehen und beiseite legen, die übrige Schale abreiben, den Saft auspressen.

**3.** Die Minzeblättchen, die abgeriebene Limettenschale, den Limettensaft und den Apfelsaft zusammen im Mixer fein pürieren.

**4.** Die Gelatine etwa 5 Minuten in kaltem Wasser einweichen.

**5.** Die Eier trennen, die Eiweiße kalt stellen. Die Eigelbe mit dem Apfeldicksaft und 1 Eßlöffel heißem Wasser mit dem Handrührgerät cremig aufschlagen.

**6.** Das Minzepüree einrühren. Die Gelatine leicht ausdrücken, tropfnaß in einen kleinen Topf geben und bei schwacher Hitze unter Rühren auflösen. Sofort unter die Creme ziehen und diese zugedeckt kühl stellen.

**7.** Sobald die Creme zu gelieren beginnt, die Eiweiße steif schlagen. Die Sahne ebenfalls steif schlagen. Beides unter die Minzcreme heben. Die Creme in 4 Schälchen umfüllen, im Kühlschrank gelieren lassen.

**8.** Die Ananasscheiben schälen und würfeln, den harten Mittelstrunk dabei herausschneiden. Die Minzcreme mit den Ananaswürfeln anrichten. Die Limettenjulienne aufstreuen, und das Dessert mit den beiseite gelegten Minzeblättchen garnieren.

*Bild oben: Mokkaschaum mit Birnen*
*Bild unten: Minzcreme mit Ananas*

# VERLOCKENDE DESSERTS

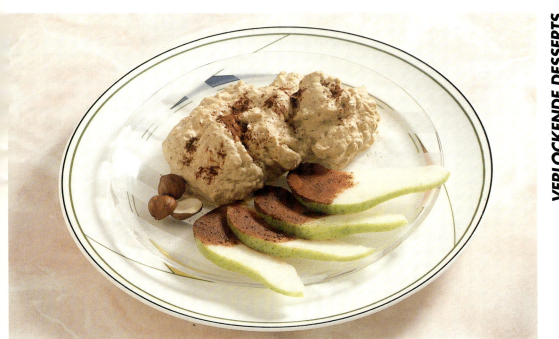

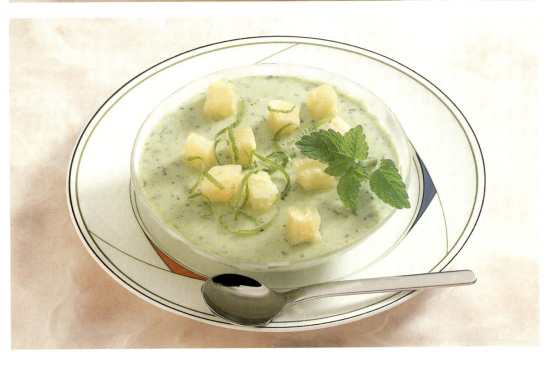

# Beeren-Marzipan-Tarte

Als Nachtisch und als Gebäck am Nachmittag – zu beiden Anlässen paßt diese Tarte gleichermaßen gut. Auf einem knusprigen, dünnen Mürbeteigboden breitet sich eine köstliche Quark-Marzipan-Creme aus, verschwenderisch belegt mit frischen Früchten.

Zutaten für 6 Personen, für eine Tarteform von 20 cm Ø:
125 g Mehl
60 g kalte Butter
1 Eßl. Puderzucker
3 kleine Eier
Fett für die Form
Mehl zum Ausrollen
500 g Hülsenfrüchte zum Blindbacken
75 g Marzipan-Rohmasse
250 g Magerquark
1 Eßl. Honig
500 g gemischte Beeren (frisch oder tiefgefroren; keine Erdbeeren)
1 Päckchen Vanillezucker

### Raffiniert • Für Gäste

Zubereitungszeit: etwa
1 Std. 20 Min.
(+ 1 Std. Kühlzeit)

Pro Portion etwa:
1600 kJ/360 kcal
13 g EW · 18 g F · 36 g KH
• 12 mg gebildete Harnsäure

**1.** Das Mehl, die Butter in kleinen Stückchen, den Puderzucker und ein kleines Ei schnell zu einem glatten Teig verkneten. Zur Kugel formen und in Folie gewickelt mindestens 1 Stunde in den Kühlschrank legen.

**2.** Den Backofen auf 200° vorheizen. Eine Tarteform fetten.

**3.** Den Teig auf der leicht bemehlten Arbeitsfläche zu einem etwa 25 cm großen Kreis ausrollen. Mit Hilfe der Teigrolle über die Form heben und diese damit auskleiden. Überstehenden Teig am Rand abschneiden.

**4.** Den Teigboden mehrfach mit einer Gabel einstechen. Einen Kreis aus Pergamentpapier hineinlegen, mit den Hülsenfrüchten bedecken. Den Boden im Ofen (Mitte) etwa 15 Minuten blindbacken (Gas: Stufe 3).

**5.** Inzwischen das Marzipan weichkneten, mit dem Quark, dem Honig und den beiden übrigen Eiern pürieren.

**6.** Den Tortenboden aus dem Ofen nehmen, die Hülsenfrüchte und das Papier entfernen. Den Marzipanquark auf dem Boden verteilen und den Kuchen noch etwa 30 Minuten backen. Anschließend abkühlen lassen.

**7.** Inzwischen die Beeren kurz waschen, verlesen und putzen, tiefgefrorene Früchte auftauen lassen. Mit dem Vanillezucker bestreuen. Kurz vor dem Servieren in einem Sieb abtropfen lassen und auf dem Tortenboden verteilen.

## Tip!

Für ein schnelleres, unkomplizierteres und kalorienärmeres Dessert die Marzipancreme einfach in einer gut gefetteten Auflaufform backen. Nach dem Erkalten aus der Form lösen, in Portionsstücke schneiden und üppig mit bunten Beeren anrichten.

*Besonders im Sommer, wenn viele Beerensorten frisch auf den Markt kommen, verspricht diese Beeren-Marzipan-Tarte jede Menge Dessertvergnügen. Erdbeeren sollten Sie dabei nicht verwenden, denn sie sind nicht purinfrei.*

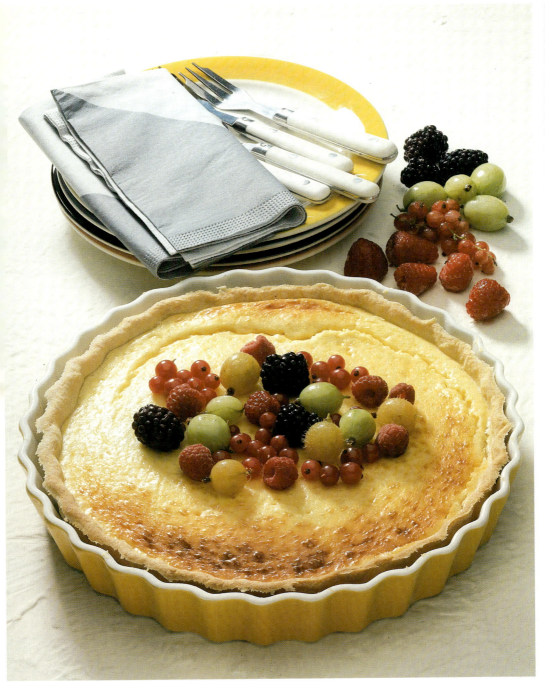

*VERLOCKENDE DESSERTS*

## VERLOCKENDE DESSERTS

# Grapefruit-Ingwer-Sorbet

Sorbets sind herrlich kalorienarme Erfrischungen – nicht nur für heiße Tage. Dieses hier können Sie garantiert nirgends kaufen, überraschen Sie demnächst Ihre Gäste damit.

Zutaten für 6 Personen:
2 gelbe Grapefruits
1 walnußgroßes Stück frischer Ingwer (etwa 30 g)
100 g milder flüssiger Honig
1 rosa Grapefruit
Zimtpulver zum Bestäuben
Zitronenmelisse zum Garnieren

**Gut vorzubereiten
Für Gäste**

Zubereitungszeit: etwa 30 Min.
(+ 3 Std. Gefrierzeit)

Pro Portion etwa:
360 kJ/86 kcal
0,5 g EW · 0,2 g F · 20 g KH
• 0 mg gebildete Harnsäure

**1.** Den Saft der gelben Grapefruits auspressen, alle Kerne sorgfältig entfernen.

**2.** Den Ingwer schälen und sehr fein würfeln, mit dem Grapefruitsaft mischen.

**3.** Den Honig und ¼ l Wasser kräftig verquirlen, bis sich beides gut vermischt hat. Eventuell in einem kleinen Topf ganz leicht erwärmen.

**4.** Die Honigmischung in eine große Metallschüssel umfüllen, den Grapefruitsaft unterrühren.

Die Schüssel zudecken und in das Tiefkühlgerät stellen. Das Sorbet etwa 3 Stunden gefrieren lassen, zwischendurch immer wieder mit dem Schneebesen kräftig durchschlagen.

**5.** Gegen Ende der Gefrierzeit die rosa Grapefruit sorgfältig bis aufs Fruchtfleisch schälen und die Filets aus den Trennhäuten schneiden.

**6.** Das Sorbet mit dem Pürierstab durchrühren. In einen Spritzbeutel mit Sterntülle umfüllen und auf 6 Dessertteller spritzen. Die rosa Grapefruitspalten dazu legen, dünn mit Zimt bestäuben und mit Zitronenmelisseblättchen garnieren.

## Tip!

Jedes Sorbet muß während der Gefrierzeit mehrfach kräftig durchgerührt werden. Sonst bilden sich harte Eiskristalle, und die stören später den Genuß.

# Mandelreis auf Mangopüree

Mit Mandeln raffiniert gewürzter Milchreis und ein erfrischendes Püree aus frischer Mango ergeben ein feines Dessert.

Zutaten für 4 Personen:
300 ml Milch
1 Prise Salz
3 EßI. Honig
100 g Rundkornreis
20 g Mandelstifte
50 g gemahlene Mandeln
1 große Mango

**Raffiniert**

Zubereitungszeit: etwa 1 Std.

Pro Portion etwa:
1300 kJ/310 kcal
8 g EW · 12 g F · 41 g KH
• 15 mg gebildete Harnsäure

**1.** Die Milch aufkochen, das Salz und den Honig einrühren, dann den Reis einrieseln lassen. Zugedeckt bei schwacher Hitze in etwa 25 Minuten gut ausquellen lassen.

**2.** Inzwischen die Mandelstifte in einer Pfanne ohne Fett goldbraun rösten. Wieder herausnehmen und beiseite stellen.

**3.** Die gemahlenen Mandeln in der Pfanne (ebenfalls ohne Fettzugabe) goldgelb rösten.

**4.** Die gemahlenen Mandeln unter den Reis ziehen. Den Reis in 4 kalt ausgespülte Förmchen oder Tassen umfüllen und darin abkühlen lassen.

**5.** Die Mango schälen, das Fruchtfleisch vom Stein lösen und pürieren. Das Püree auf 4 Dessertteller verteilen.

**6.** Den Reis aus den Förmchen stürzen und auf dem Mangopüree anrichten. Die Mandelstifte darüber streuen.

# Kefir-Pflaumen-pastete

Geleegenuß in Schichten: Zwischen mildsäuerlichem Kefir, der mit Gelatine gefestigt wird, verbergen sich saftige Pflaumen. Zubereitet wird das Ganze in einer eckigen Form, später schneidet man es in Scheiben.

*Zutaten für 4 Personen:*
*3 Blatt weiße Gelatine*
*½ l Kefir*
*3 Eßl. Ahornsirup oder Honig*
*½ Teel. Zimtpulver*
*300 g reife Pflaumen*
*1 Päckchen Vanillezucker*

## Gut vorzubereiten

Zubereitungszeit: etwa 30 Min.
(+ 3–4 Std. Gelierzeit)

Pro Portion etwa:
800 kJ / 190 kcal
13 g EW · 5 g F · 25 g KH
● 0 mg gebildete Harnsäure

**1.** Die Gelatine etwa 5 Minuten in kaltem Wasser einweichen. Tropfnaß in einen kleinen Topf geben und bei sehr schwacher Hitze auflösen. Anschließend mit dem Kefir verrühren.

**2.** Den Kefir mit dem Ahornsirup und dem Zimt würzen. Knapp die Hälfte des Kefirs in eine kleine, eckige Form gießen. Im Kühlschrank gelieren lassen. Den übrigen Kefir inzwischen nicht kalt stellen.

**3.** Die Pflaumen waschen und halbieren, dabei entsteinen. Mit dem Vanillezucker bestreuen.

**4.** Einen Teil der Pflaumen in einer Schicht auf das Kefirgelee legen, dabei jedoch nicht an den Rand der Form stoßen lassen. Den übrigen Kefir vorsichtig darüber gießen, ebenfalls gelieren lassen.

**5.** Zum Servieren die Form kurz in warmes Wasser stellen, das Gelee aus der Form stürzen und in Scheiben schneiden. Auf Desserttellern anrichten. Die übrigen Pflaumenhälften fächerartig einschneiden und das Dessert damit garnieren.

# Kirschen mit Quarknocken

*Zutaten für 4 Personen:*
*500 g frische Sauerkirschen*
*4 Eßl. Obstdicksaft*
*¼ l Orangensaft*
*1 Zimtstange*
*1 Teel. Speisestärke*
*⅛ l Milch*
*1 Päckchen Vanillezucker*
*60 g Grieß*
*1 Eigelb*
*125 g Magerquark*

## Preiswert

Zubereitungszeit: etwa 1 ½ Std.

Pro Portion etwa:
1100 kJ / 260 kcal
9 g EW · 5 g F · 44 g KH
● 9 mg gebildete Harnsäure

**1.** Die Kirschen waschen, entstielen und entsteinen, zusammen mit dem Obstdicksaft, dem Orangensaft und der Zimtstange in einem breiten Topf einmal aufkochen.

**2.** Die Speisestärke mit wenig Wasser glattrühren. Zu den Kirschen gießen, einmal kurz aufkochen. Das Kompott abkühlen lassen.

**3.** Inzwischen für die Quarknocken die Milch und den Vanillezucker in einem kleinen Topf verrühren und aufkochen. Den Grieß einrieseln und unter Rühren bei schwacher Hitze dick einköcheln lassen. Den Grieß dann vom Herd ziehen und etwas abkühlen lassen, anschließend das Eigelb und den Quark einrühren.

**4.** Reichlich Wasser in einem breiten Topf aufkochen. Die Hitze so reduzieren, daß das Wasser gerade eben siedet. Es darf nicht kochen.

**5.** Von der Quarkmasse mit 2 Teelöffeln etwa 12 Nocken abstechen, die Nocken in das siedende Wasser geben und darin etwa 10 Minuten ziehen lassen. Die Nocken dann abtropfen lassen und warm oder abgekühlt zusammen mit dem Kirschkompott servieren.

**VERLOCKENDE DESSERTS**

# REZEPT- UND SACHREGISTER

**Zum Gebrauch**
Damit Sie Rezepte mit bestimmten Zutaten noch schneller finden können, stehen in diesem Register zusätzlich auch Hauptzutaten wie Avocado oder Eier – ebenfalls alphabetisch geordnet und halbfett gedruckt – vor den entsprechenden Rezepten.

**A**
Alkoholkonsum 3ff.
Ananas:
    Minzcreme mit Ananas 56
Asiatischer Nudelsalat 26
Auberginen auf Tomatencreme 38
Avocado:
    Avocado-Milchshake 20
    Avocado-Puten-Brote 24
    Spargel mit Avocado-Mandel-Ei 40

**B**
Beeren-Marzipan-Tarte 58
Beeren-Quark-Zwieback 14
Birnen:
    Mokkaschaum mit Birnen 56
Blumenkohl:
    Broccoli-Blumenkohl-Gratin 52
Bluthochdruck 3
Blutzucker 4
Broccoli-Blumenkohl-Gratin 52
Brötchen, Brote:
    Avocado-Puten-Brote 24
    Eier-Oliven-Sandwich 22
    Petersilien-Tomaten-Brötchen 24
    Schichtkäse-Brötchen 18
Bunter Salat mit Eierstich 36

**C**
Cannelloni:
    Gemüse-Cannelloni 42
Chicorèe-Käse-Omelette 18
Chinapfanne 44

**E**
Eier:
    Bunter Salat mit Eierstich 36
    Chicorèe-Käse-Omelette 18
    Eier-Oliven-Sandwich 22
    Püree-Eier-Gratin 39
    Spargel mit Avocado-Mandel-Ei 40
    Würzige Eier im Glas 14
Eisbergsalat mit Nußsauce 33
Ernährungsempfehlungen 6

**F**
Frischkorn-Müsli 16
Fruchtsalat mit Joghurtdressing 54
Früchte-Müsli 17

**G**
Garmethoden:
    Dünsten in Alufolie 11
    Fettarm: Grillen 11
    Garen im Bratbeutel/Bratschlauch 10
    Garen im Tontopf 10
Gelenkzerstörung 3
Gemüse:
    Gemüse-Cannelloni 42
    Gemüse-Kräuter-Salat 28
    Gemüsesuppe mit Gerstenrauten 34
    Käseklöße auf Gemüseragout 50
Gerste:
    Gemüsesuppe mit Gerstenrauten 34
Getränke 13
Gicht 3ff.
Gichtanfall 3f.
Gichtniere 3
Grapefruit-Ingwer-Sorbet 60
Grillteller 53

**H**
Harnsäure 3ff.
Harnsäurekonzentration 3
Harnsäurekristalle 5
Harnsäurespiegel 3ff.
Harnsäuresteine 5
Hirse-Müsli mit Pfirsichjoghurt 16

**I**
Ingwer:
    Grapefruit-Ingwer-Sorbet 60

**J**
Joghurt:
    Fruchtsalat mit Joghurtdressing 54

**K**
Käse:
    Chicorèe-Käse-Omelette 18
    Käseklöße auf Gemüseragout 50
    Käsesoufflé 32
    Schichtkäse-Brötchen 18
    Wirsing-Käse-Pastetchen 25
Kartoffeln:
    Kartoffel-Cremesuppe 30
    Knoblauch-Kräuter-Kartoffeln 38
    Püree-Eier-Gratin 39
Kefir-Pflaumen-Pastete 61
Kirschen mit Quarknocken 61
Knoblauch-Kräuter-Kartoffeln 38
Kräuter:
    Gemüse-Kräuter-Salat 28
    Knoblauch-Kräuter-Kartoffeln 3
Kresse:
    Möhrenplätzchen mit Kressecreme 35

**L**
Lebensmittel mit niedrigem, mittlerem und hohem Puringehalt 6

**M**
Mandeln:
    Mandelreis auf Mangopüree 60
    Spargel mit Avocado-Mandel-Ei 40

**Mango:**
  Mandelreis auf Mango-
    püree 60
**Marzipan:**
  Beeren-Marzipan-Tarte 58
**Medikament** 5
**Melonen-Milch-Drink** 20
**Milch:**
  Avocado-Milchshake 20
  Melonen-Milch-Drink 20
  Minzcreme mit Ananas 56
**Möhren:**
  Möhrenplätzchen mit
    Kressecreme 35
  Möhren-Reis 52
  Süßer Möhrenquark 20
**Mokkaschaum mit Birnen** 56
**Müsli:**
  Frischkorn-Müsli 16
  Früchte-Müsli 17
  Hirse-Müsli mit Pfirsich-
    joghurt 16

**N**
Niere 3ff.
Nierensteine 5
**Nudeln:**
  Asiatischer Nudelsalat 26
  Gemüse-Cannelloni 42
  Scharfe Spätzlesuppe 32
  Zucchininudeln 40
**Nüsse:**
  Eisbergsalat mit Nuß-
    sauce 33

**O**
**Oliven:**
  Eier-Oliven-Sandwich 22
**Omelette:**
  Chicorée-Käse-Omelette 18

**P**
**Paprika:**
  Reis-Paprika-Salat 22
  Zucchini-Paprika-Rohkost 30
Petersilien-Tomaten-Brötchen 24

**Pfirsiche:**
  Hirse-Müsli mit Pfirsich-
    joghurt 16
**Pflaumen:**
  Kefir-Pflaumen-Pastete 61
Pikanter Quarkschmarren 48
Püree-Eier-Gratin 39
purinarme Lebensmittel 6
Purine 3ff.
purinfreie Lebensmittel 6
purinreiche Lebensmittel 6
**Pute:**
  Avocado-Puten-Brote 24

**Q**
**Quark:**
  Beeren-Quark-Zwieback 14
  Kirschen mit Quarknocken 61
  Pikanter Quarkschmarren 48
  Süßer Möhrenquark 20

**R**
Ratatouille aus dem Tontopf 46
**Reis:**
  Mandelreis auf Mango-
    püree 60
  Möhren-Reis 52
  Reis-Paprika-Salat 22
  Sellerie-Reis-Puffer 45
Rinderbraten mit Zwiebeln 46
**Rohkost:**
  Zucchini-Paprika-Rohkost 30
**Rote Bete:**
  Suppe von roten Beten 36

**S**
**Salat:**
  Asiatischer Nudelsalat 26
  Bunter Salat mit Eierstich 36
  Eisbergsalat mit Nuß-
    sauce 33
  Gemüse-Kräuter-Salat 28
  Reis-Paprika-Salat 22
**Sandwich:**
  Eier-Oliven-Sandwich 22
Scharfe Spätzlesuppe 32

Schichtkäse-Brötchen 18
Sellerie-Reis-Puffer 45
**Spätzle:**
  Scharfe Spätzlesuppe 32
Spargel mit Avocado-Mandel-
  Ei 40
Süßer Möhrenquark 20
**Suppen:**
  Gemüsesuppe mit Gersten-
    rauten 34
  Kartoffel-Cremesuppe 30
  Scharfe Spätzlesuppe 32
  Suppe von roten Beten 36

**T**
Tagespläne 13
Tee-Trauben-Gelee 54
**Tomaten:**
  Auberginen auf Tomaten-
    creme 38
  Petersilien-Tomaten-
    Brötchen 24
**Trauben:**
  Tee-Trauben-Gelee 54

**U**
Übergewicht 3

**W**
**Wirsing:**
  Wirsing-Käse-Pastetchen 25
  Wirsingröllchen mit Curry 49
Würzige Eier im Glas 14

**Z**
**Zucchini:**
  Zucchininudeln 40
  Zucchini-Paprika-Rohkost 30
  Zucchinitörtchen 28
Zuckerkrankheit 3
**Zwieback:**
  Beeren-Quark-Zwieback 14
**Zwiebeln:**
  Rinderbraten mit
    Zwiebeln 46

**IMPRESSUM**

Umschlag-Vorderseite: Das Rezept für Zucchininudeln finden Sie auf Seite 40.

Die Deutsche Bibliothek – CIP-Einheitsaufnahme:
Ilies, Angelika: Harnsäurespiegel senken bei Gicht : köstliche Rezepte für jeden Tag ; die richtige Art, auf einen erhöhten Harnsäurespiegel zu reagieren / Angelika Ilies. – 1. Aufl. – München : Gräfe und Unzer, 1992
(GU Moderne Diät)
ISBN 3-7742-1190-6

1. Auflage 1992
© Gräfe und Unzer GmbH, München
Alle Rechte vorbehalten. Nachdruck, auch auszugsweise, sowie Verbreitung durch Film, Funk und Fernsehen, durch fotomechanische Wiedergabe, Tonträger und Datenverarbeitungssysteme jeder Art nur mit schriftlicher Genehmigung des Verlages.

Redaktion:
Dr. Stephanie v. Werz-Kovacs
Herstellung und Produktion:
Michael v. Bressensdorf
Fotos: Georg M. Wunsch
Umschlaggestaltung:
Heinz Kraxenberger
Reproduktionen: MB-Scan, München
Satz und Druck: Appl, Wemding
Bindung: Sellier, Freising
ISBN 3-7742-1190-6

### Angelika Ilies,

Wahlmünchnerin mit Hamburger Kennzeichen, arbeitet engagiert und erfolgreich als freie Autorin und Food-Journalistin. Der Start in die Karriere begann direkt nach dem Ökotrophologie-Studium – mit einem Umweg über London, wo sie in einem renommierten Verlag Redaktionsalltag erlebte und gleichzeitig die internationale Küche beschnupperte. Zurück im eigenen Land stärkte sie 4 $\frac{1}{2}$ Jahre das Kochressort der größten deutschen Foodzeitschrift; seit 1989 verdient sie sich Sporen und Brötchen in Eigenregie.

### Privatdozent Dr. med. habil. Norbert Gretz

studierte an der Universität Heidelberg Medizin und sammelte nach seinem Studium Erfahrungen im europäischen Ausland. Seit 1989 ist er als Oberarzt in der Nephrologischen Klinik in Mannheim tätig. Sein besonderes Interesse gilt der Diätetik. Die Erfahrungen, die er auf diesem Gebiet gesammelt hat, gibt er an Patienten und Diätassistentinnen weiter. Er ist Autor von vielen Veröffentlichungen zum Thema Diät.

### Wichtiger Hinweis

Die Rezepte und Ratschläge in diesem Buch stammen von Fachleuten und sind erprobt. Die medizinische Forschung auf diesem Gebiet ist jedoch nicht abgeschlossen, und zu Einzelfragen werden auch von namhaften Wissenschaftlern abweichende Meinungen vertreten. Darüber hinaus reagiert jeder Organismus anders. Deshalb darf eine bestimmte Ernährung – beispielsweise zur Senkung des Harnsäurespiegels – ebenso wie die Einnahme eines bestimmten Medikaments nicht ohne Rücksprache mit dem Hausarzt durchgeführt werden – informieren Sie sich bitte bei ihm.
Kaufen Sie nur gereinigtes Getreide. Schmutz und Unkrautsamen (vor allem Samen der giftigen Kornrade) dürfen nicht enthalten sein. Das gleiche gilt auch für das heute wieder häufiger auftretende Mutterkorn. Es entsteht durch einen Pilz, der vor allem den Roggen befällt. Das violett-schwarze, innen schneeweiße Mutterkorn ähnelt einem stark vergrößerten, leicht gebogenen Getreidekorn. In größeren Mengen verzehrt (etwa 5–10 g) ruft es lebensgefährliche Vergiftungserscheinungen hervor. Die Gefahr ist allerdings gering, wenn Sie, wie empfohlen, gereinigtes Getreide kaufen.